CAPACITISMO

VICTOR DI MARCO

O MITO DA CAPACIDADE

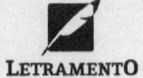

LETRAMENTO

Copyright © 2020 by Editora Letramento
Copyright © 2020 by Victor Di Marco

DIRETOR EDITORIAL | **Gustavo Abreu**
DIRETOR ADMINISTRATIVO | **Júnior Gaudereto**
DIRETOR FINANCEIRO | **Cláudio Macedo**
LOGÍSTICA | **Vinícius Santiago**
COMUNICAÇÃO E MARKETING | **Giulia Staar**
EDITORA | **Laura Brand**
ASSISTENTE EDITORIAL | **Carolina Fonseca**
DESIGNER EDITORIAL | **Gustavo Zeferino e Luís Otávio Ferreira**
PREPARAÇÃO E REVISÃO | **Lorena Camilo**

Todos os direitos reservados.
Não é permitida a reprodução desta obra sem
aprovação do Grupo Editorial Letramento.

Dados Internacionais de Catalogação na Publicação (CIP) de acordo com ISBD

M321c   Marco, Victor Di

        Capacitismo: o mito da capacidade / Victor Di Marco. - Belo Horizonte, MG : Letramento, 2020.
        82 p. ; 14cm x 21cm.

        Inclui bibliografia.
        ISBN: 978-65-86025-89-7

        1. Literatura brasileira. 2. Corpo. 3. Capacidade. 4. Capacitismo. I. Título.

2020-3059   CDD 869.8992
                                                                     CDU 821.134.3(81)

Elaborado por Vagner Rodolfo da Silva - CRB-8/9410

Índice para catálogo sistemático:
1. Literatura brasileira 869.8992
2. Literatura brasileira 821.134.3(81)

Belo Horizonte - MG
Rua Magnólia, 1086
Bairro Caiçara
CEP 30770-020
Fone 31 3327-5771
contato@editoraletramento.com.br
editoraletramento.com.br
casadodireito.com

Grupo Editorial
LETRAMENTO

Dedico este livro, bem como toda minha produção artística, aos meus antepassados não genéticos, e também aos "meus" que vivem comigo.

AGRADECIMENTOS

    Dedico este livro, bem como toda minha produção artística, aos meus antepassados não genéticos[1]. Àqueles que tiveram suas vidas tolhidas, trancafiadas em porões das casas de suas famílias. Internados em manicômios e usados como experimentos científicos. Àqueles que ficaram à margem e que tiveram seus corpos arrancados da forma, mas que não tiveram a oportunidade de se reformarem. Àqueles que hoje, sinto em mim. Foram muitos, são muitos. Somos muitos. Se hoje posso me expressar devo, sobretudo, me lembrar destes meus que por tanto tempo – e ainda hoje – ficaram submersos em uma não realidade, em uma não vida.

    Dedico também àqueles que estão vivos comigo nos dias de hoje. Os "meus" que lutam e resistem em um uma sociedade que continua tentando nos esconder e nos invalidar. Me reconheço e me fortifico todos os dias neles, que apenas pelo fato deu sentir suas presenças e visualizar suas imagens me fazem sentir pertencente de algo.

    Ao Carlos e Bete, pela possibilidade à vida.

    À Giuseppina pelo conforto de existir junto dela.

    Ao Márcio pelos momentos de alegria e sobretudo os de dor.

    Aos meus amigos, pela trajetória; e a todos que me seguem e apoiam meu trabalho pela confiança.

---

[1] Menção à saudação disseminada pela Estela Lapponi. Para saber mais, assista: VIMEO. "Saudação aos antepassados DEFS" de Estela Lapponi. Disponível em: https://vimeo.com/501068064. Acesso em: 19 jan. 2021.

SUMÁRIO

- **11** — **QUEM SOU EU?**
- **13** — **AQUILO QUE VEM ANTES, QUE NADA É**
- **17** — **O CORPO QUE NASCE**
  - 20 — FAMÍLIA E A ESTRUTURA DA CULPA
  - 25 — O QUE É INCLUSÃO?
  - 30 — CORPO E PADRÃO
  - 32 — O QUE É UM CORPO? O QUE É MEDICINA?
  - 34 — A INFANTILIZAÇÃO DO CORPO PCD
- **39** — **O CORPO QUE DÓI**
  - 41 — QUAL MEU LUGAR NO SEU IMAGINÁRIO?
  - 43 — DISFORIA, UM REFLEXO SOCIAL?
  - 45 — PASSABILIDADE
  - 46 — MERCADO DE TRABALHO
  - 51 — E A POLÍTICA?
- **61** — **O CORPO MANIFESTO**
  - 62 — ARTE É CAPACITISTA?
  - 65 — *CRIPFACE*, A NÃO REPRESENTAÇÃO DE SI
  - 67 — ALÉM DE DEFICIENTE, GAY?
  - 70 — SOLIDÃO DA PESSOA COM DEFICIÊNCIA
  - 73 — O CORPO QUE VIVE UMA ILUSÃO DO FIM
- **77** — **O CORPO CASA QUE RECEBE UM MORADOR VIAJANTE**
- **79** — **INDICAÇÕES DE LEITURA**

QUEM SOU EU?

Nasci em Porto Alegre, Rio Grande do Sul, em 1996, sou filho de pais separados e possuo seis irmãos. Na minha família, não sou a única pessoa com deficiência, mas sou só eu que falo abertamente sobre isso. Minha trajetória sempre esteve muito ligada às questões acadêmicas, pois já cursei Ciências Sociais, Psicologia, Relações Públicas e, atualmente, vou me formar em Cinema. Resolvi fixar esses dados aqui pois acho que isto irá facilitar no entendimento de onde surgem as minhas ideias e reflexões e, também, entender um pouco o modo como eu vivencio o meu corpo.

É de extrema importância falar, também, que eu sou um homem branco, gay e com deficiência, logo, tudo que eu referir aqui, principalmente as vivências pessoais, estarão sempre atreladas a esses recortes, não sendo leis universais de qualquer pessoa com deficiência. No que tange às reflexões, elas perpassam estudos e observações minhas, ainda que dentro destes recortes. Existe uma enorme diversidade de pessoas com deficiências: pessoas negras, pessoas LGBTQIA+ e outros infinitos recortes.

    Busquem, apoiem e deixem-se afetar por pessoas com deficiência negras, trans, homossexuais e assim por diante.

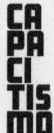

AQUILO QUE VEM ANTES, QUE NADA É

Eu nasci de um aborto. Um aborto genealógico, biológico e parental. Lembro de uma vez que escutei a frase de que nenhum pai ou mãe gostaria de ter um filho com deficiência. No dia que escutei isso, não entendi. Acho que ainda não sabia que deficiência era o nome daquilo que morava em meu corpo. Mesmo assim eu senti a frase, não pelo entendimento epistemológico, mas pelo marcador da diferença. Eu sempre soube que era diferente, as pessoas não nos deixam esquecer. Os olhares incomodados do meu corpo intruso[2], do meu corpo que treme quando é para estar parado e para quando tem que se mover. Ter um corpo com deficiência implica em não ter um corpo, as pessoas acreditam que o que eu tenho é um pedaço, um erro da medicina, um experimento filtrado a pena. Costumam adotar uma ótica funcionalista de um corpo. Se não fala é inútil. Se não corre é inútil. Tudo pautado na condição de que o melhor e o mais rápido se reproduz. Corpos são conceitos criados a estabelecer limites, circunstâncias planejadas que prescrevem um início, meio e fim. Gosto de começar a falar sobre o conceito de corpo, sobre isso que chamo de casa.

Lembro quando era pequeno e uma professora me disse que nosso corpo era nossa casa, e que deveríamos cuidar bem dela. Me perguntei quem morava na minha casa e, sem respostas, fui aos adultos. Não lembro do que me disseram e eles hoje também não lembram dessa indagação, mas sei que desde ali vim com a ideia de que minha casa era vazia. Corpo é um nome e, como todo nome, possui uma história. A história que repetem sobre o corpo é que ele possui duas pernas que andam, dois braços que mexem, um tronco que sustenta uma cabeça. Dois olhos que enxergam, dois ouvidos que ouvem, uma boca que fala. Que tem etapas de desenvolvimento muito bem definidas e pautadas a partir de outros corpos que competem nessa esfera de normalidade funcional. Mas o que acontece quando nasce – e aqui eu falo de todo tipo de nascimento – um corpo que não compõe essa história?

Para onde vai esse sujeito sem história e sem nome? Sujeitos que são negados de um corpo enquanto instituição, negados da própria história, pois ela não é lida em nenhuma enciclopédia humana. Com narrativas largadas, trancafiadas em porões de anomalias, em experimentos de laboratórios em nome de uma sociedade saudável, em vastos significados

---

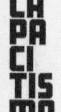

2 "Corpo Intruso" é um conceito criado por Estela Lapponi, em 2009, e vem sendo investigado artística e conceitualmente até a atualidade.

de anormalidade e que por assim cumprirem este papel, se tornam também quem dita o que é a normalidade.

    Gosto da dependência que se cria com os opostos, da correlação, da existência de algo estar ligado ao de seu antagonista. É assim com o corpo. E, se por vezes me dizem que não tenho um, sirvo para reafirmar que este outro o possui. Nessas idas de afirmação e negação, descubro que o que tenho é uma casa, que nem aquela da minha infância. Sempre a tive, e ela sempre esteve aqui por assim dizer. O que não tenho é um morador. Um alguém para contar essa outra história pois me foi tirado. Me foi tirado desde o momento em que eu não podia habitar meu corpo, em que eu não podia olhar para fora e ver outros corpos iguais aos meus, em que eu me expulsei da minha própria casa, pois me fizeram acreditar que eu era um invasor. Fui negado do nome, da consciência e de toda relação com meu corpo. Todas as percepções que tinha como verdade eram de pessoas que diziam saber mais do meu corpo do que eu.

    O corpo com deficiência está neste lugar, neste vazio que fica uma casa que teve seu dono despejado e posto como espectador da própria história. Assisti minha história sendo narrada por verbos de outros, construí verdades na rua, vendo a minha casa-corpo se construir com os tijolos que os outros jogavam nela sem poder dar um pitaco, sem poder escolher sequer se iria ter janelas ou não. Uma casa sem morador se decompõe, e esse corpo que agora sem vida se ergue não mais o é se não um corpo. Sem morador, sem história, sem vida.

O CORPO QUE NASCE

Tudo que nasce já é pré-datado, vem com um nome, uma história. Um pré-natal, um sonho ou um acidente. A vida que arrebata dentro de um útero vem com a missão de superar expectativas. O corpo que nasce é também a materialização de quem o fez ou sonhou. Uma deficiência é tida como o acidente entre o sonho e a biologia. Não possui espaço próprio, é um invasor de si mesma.

Mas antes que eu me esqueça e não preencha o meu requisito como "militante" da causa PCD, preciso falar sobre o que é *capacitismo*. Não posso negar que se você está lendo este livro, há uma enorme chance de ter tido o conhecimento pelas minhas redes sociais. Não há como desconectar na minha história o significado de capacitismo com a minha "aparição" nas redes, mas, principalmente, na arte. Capacitismo é a opressão e o preconceito contra pessoas que possuem algum tipo de deficiência, o tecido de conceitos que envolve todos que compõem o corpo social. Ele parte da premissa da capacidade, da sujeição dos corpos deficientes em razão dos sem deficiência. Acredita que a corporalidade tange à normalidade, a métrica, já o capacitismo não aceita um corpo que produza algo fora do momento ou que não produza o que creditam como valor. Ele nega a pluralidade de gestos e de não gestos, sufoca o desejo, mata a vontade e retira, assim, a autonomia dos sujeitos que são lidos como *deficientes*. O termo da *eficiência* aqui percorre a partir da ideia do que se entende como ser eficiente. Se vivemos em um sistema capitalista em que sua existência depende da desigualdade social, subjetiva e substancial, o capacitismo se nutre da lei do mais eficiente para domar e inviabilizar esses corpos que podem ter um ritmo de eficiência diferente. A questão aqui é a desumanização do corpo com deficiência, se possui um rótulo de ineficiente, incapaz, assim o é.

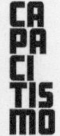

Tendo essa parte explicada, posso adentrar ao nascer do corpo. Como disse anteriormente, o corpo nada mais é do que invenção, um projeto de memória que solidifica na pele. Nascer do ponto de vista genético aqui não me interessa, mas, sim, o romper de um mundo e o desbunde de um outro que se dão de uma forma muito bruta. Quando um bebê nasce, ele chora a ruptura de vir ao mundo e de uma porcentagem de memória que ali se cria. Minha relação com este momento é perene, digo em meu filme *O que pode um corpo?*, que nasci morto, roxo e assim foi. Tive uma asfixia neonatal no meu parto, minha mãe, que possui asma, teve uma parada respiratória e, por um erro médico, faltou oxigênio para o feto que ali estava. Falo disto, pois, gosto de começar a desenvolver uma crítica a respeito da minha própria semântica: um erro médico.

Ora, se este erro não tivesse acontecido, teria eu uma deficiência? Existe culpa enquanto ética profissional, ou enquanto um peso de vida a ser carregado? Os limites que se dão a partir dessa narrativa, corroboram para o imaginário de que pessoas com deficiência são originadas a partir de um erro ou um acidente. A questão central aqui é o que se cria a partir da ótica do erro, as pessoas não se preocupam em entender filosoficamente o porquê da situação. É difícil assumir a causalidade como princípio, pois se entende que a ausência dela seria, também, a ausência da "diferença". Já escutei de muitas pessoas que ter uma deficiência é um ponto fora da curva, que ninguém espera ou ambiciona algo assim. Porém, adoto também um ponto de vista causal: aconteceu, pois, assim o é.

Eu, enquanto uma pessoa com deficiência (PCD), me perguntei durante muito tempo, por que eu? Por que comigo? Não percebia, que a minha própria percepção sobre o ocorrido era de culpa, de pesar e que, por mais que eu fosse atrás de respostas exotéricas, eu nunca teria a certeza de nada.

A palavra *diferença* e *normalidade* ocupam muito bem este lugar da PCD, constroem uma cultura que pauta corpos "retos" como a regra. A afirmação da diferença para mim é a existência de uma outra diferença, não há como eu me diferir a partir de um igual. Se algo é considerado diferente, o outro também é. O problema são as diferentes valorações das diferenças, os discrepantes níveis de ordem que um corpo, por ser considerado diferente da regra, compõe. A ideia do normal tange essa captura que há em relação a falsa simetria que se dá ao comparar corpos. É uma ideia binária de melhor e pior, mais forte e mais fraco, sendo que não existe uma lei universal que encontre um padrão de corpo, porque ele é variante.

Quando estudei Psicologia e comecei a aprender sobre desenvolvimento humano, comecei a me perguntar como e se eu poderia aplicar os mesmos parâmetros de "metas" de desenvolvimento para crianças que moravam em lugares diferentes por exemplo. Como eu iria dizer que uma criança que mora no Brasil – imaginando ser apenas um recorte – tem um ano e não anda é "anormal" perante uma criança de mesma idade que mora em outro lugar? Me deparei aí com o conceito conhecido como *biopsicossocial*. Ele consiste em analisar e codificar a origem e o progresso de uma doença – em breve discutirei este termo em relação a deficiência – considerando fatores psicológicos, biológicos e sociais. Resumidamente, ele parte da alegação de que corpos em diferentes lugares geográficos, em diferentes sociedades e culturas, têm diferentes respostas biológicas.

A partir disso, eu pergunto, tem como haver uma lei geral que diga os parâmetros de normalidade corpórea e desenvolvimentista sem que haja deturpações dos significados das respostas condicionadas de um corpo? Um amigo que gosto muito me ensinou uma vez que, quando fazemos uma pesquisa de opinião em que há respostas objetivas, já sabemos qual será o resultado. Demorei até entender, mas depois me surgiu: enquadrar realidades, subjetividades e corpos em pesquisas métricas limitadas a respostas de sim, talvez ou não, darão os resultados que se espera, pois, as opções já estabelecem limites.

Sabendo que um corpo com deficiência nasce sem um nome e, consequentemente, sem uma possibilidade de história, chegamos no primeiro ponto de socialização desse corpo: a família.

FAMÍLIA E A ESTRUTURA DA CULPA

A família é a primeira representação de um Estado e de limites que um corpo deve ter. Se estabelecem regras a partir de uma moral maior e se pressupõe que esse indivíduo que nasce – este novo corpo – deve segui-las, tanto nos parâmetros biológicos quanto sociais. Aqui entra, então, um grande conflito. Se por um lado vivemos em uma sociedade em que o determinismo biológico é utilizado para pautar nossas vidas, quanto se tem um corpo com deficiência este determinismo biológico se dá a partir da privação da escolhas e, con-

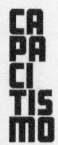

sequentemente, de autonomia. A família, aqui, representa não mais uma possibilidade, mas, sim, uma consequência e uma representação da sociedade. Muitas pessoas tendem a achar que família é sinônimo de afeto e, com seus devidos recortes, isso não é verdade. Mas vou partir do pressuposto de que toda família possui afeto e quero propor uma reflexão acerca desse tipo de afeição. Já é dado que o amor incondicional é uma ilusão, quando um sujeito não corresponde àquilo que era esperado, este amor parental se torna nulo ou se manifesta em forma de cobranças e de culpas.

A relação de afeto familiar da pessoa com deficiência começa desde o momento em que essa sociedade/família nos enxerga enquanto uma benção ou um fardo. Esses dois polos carregam um peso muito grande de um traço não humano. Se viemos ao mundo para ensinar algo ou para "dar trabalho" para alguém, se assume, então, que há uma diferença. Este marcador da diferença é o que vai permear todas as relações familiares com esse sujeito. Para além do mito do herói e da superação há também o mito da vitória. Lembro de inúmeras vezes em que me foi cobrado uma postura e uma vida padrão, uma vez que meu futuro era incerto, ou seja, eu tinha que dar certo na vida ou tinha que ter uma profissão estável e de respeito, pois a minha deficiência exigia muitos gastos e eu não teria meus familiares para sempre podendo me ajudar. Esta atitude das famílias acharem que sabem o que é melhor para os seus filhos já é de praxe, porém, quando se trata de um filho PCD isto carrega um outro sentido. Se anula o conhecimento que esse indivíduo pode ter sobre o seu próprio corpo e sua própria vida. Se induz ao pensar que, por não termos um corpo "válido", não temos a experiência de vida necessária para decidirmos por nós. Nos colocam em uma subvida como se tudo que a gente pensasse, falasse ou sentisse entrasse no lugar da apreciação. Se utilizam das nossas vivências para amaciarem seus egos, mas não como uma realidade concreta. Somos percebidos enquanto acessórios, instrumentos que estimulam uma realidade que não nos pertence.

Ao mesmo tempo em que a família é criada pela sociedade, ela também cria a família. É como se fossem dois espelhos de frente um ao outro e a pessoa com deficiência opera como um espectador que atrapalha os reflexos. Essa relação bilateral de formação família-sociedade é prejudicial não só para PCDs, mas, também, para os familiares. A sociedade cobra desses familiares um cuidado com esses corpos com deficiência, e esta talvez seja a origem desse sentimento de superproteção; além de que se os pais fogem disto são julgados como não-pais. Uma vez, quando eu estava na escola e fui brincar no balanço, uma outra mãe ficou muito brava com o fato de eu estar no balanço sozinho. Ela se direcionou a mim questionando onde estava a minha mãe, sendo que havia diversas outras crianças sem deficiência, no balanço sozinhas. Muito mais que isso, eu e minha mãe, já tínhamos estabelecidos limites de até onde a minha autonomia poderia ir e esta outra mãe – de uma criança sem deficiência – se achou no direito de cobrar uma superproteção de um corpo que considerava frágil.

Esta atitude me fez pensar sobre o quanto se desenvolve uma relação de demonstrar amor pela assistência, e isto dialoga muito com o fato de a família ficar muito em torno da vida médica de uma pessoa com deficiência. Se estabelece uma imagem de que a criança é apenas a sua deficiência, porque é assim que todas as pessoas se relacionam com ela. Aí chegamos na outra parte que é a ambiguidade do afeto que, ao mesmo tempo em que ele tem uma intenção positiva, ele pode ser uma violência, justamente por essa família não se relacionar com o sujeito e sim com a sua deficiência. Não houve uma preocupação em conhecer a pessoa, se conhece o que se espera de uma deficiência.

E o que acontece quando esse sujeito renúncia desses cuidados e deseja poder fazer suas próprias escolhas? O que o meu corpo comunicou quando eu percebi que essa superproteção estava tirando minha autonomia, por exemplo? Somos vistos como ingratos.

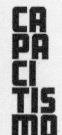

Se a família opera como um primeiro marcador da diferença, a pessoa com deficiência começa a se perceber "diferente" a partir da sua relação com esta. Existe, então, um segundo momento que é o de socialização que, muitas vezes, ocorre nas escolas.

Minha primeira memória acerca do meu corpo vem de quando eu tinha uns seis anos. Eu caminhava na ponta de um dos pés, o que fazia minha marcha ser esquisita perante o olhar alheio. Na escola, as crianças colocavam o pé para eu cair, me esperavam escondidas nas dobras das paredes para que eu não as visse. Mesmo com meu privilégio de estar em uma escola regular, meu corpo ali não era sinal de regra. Não via outras crianças com o marcador da diferença, não me via em ninguém e, por assim dizer, nem em mim mesmo. Foi me tirado o direito à memória e ao reconhecimento, meu corpo, meus gestos e meu andar se tornavam naquele lugar um símbolo de risada. As únicas memórias que acumulei sobre minha imagem eram de comicidade, como se meu corpo estivesse ali a disposição para servir de gargalhadas. Tenho uma memória muito forte de quando estava na segunda série. Em um belo dia, fazia frio e eu usava touca na cabeça, pois bem, na hora do recreio as crianças a puxavam da minha cabeça e ficavam se tocando de um lado para outro, rindo enquanto me viam correr mancando para alcançar a touca.

O corpo que nasce nessa situação, além do imaginário do cômico, é o de servir ao entretenimento alheio, ao divertimento dos seres bípedes[3] que em nome da sua normalidade se afirmam nas nossas particularidades.

---

3 O termo "bípedes" está associado ao conceito de bipedia compulsória, estudo desenvolvido por Carlos Eduardo Oliveira do Carmo em seu doutorado. Para saber mais, acesse: CARMO, Carlos Eduardo Oliveira do. Desnudando um corpo perturbador: a "bipedia compulsória" e o fetiche pela deficiência na Dança. Tabuleiro de Letras, v. 13, n. 2, p. 75-89, 2019. Disponível em: https://www.revistas.uneb.br/index.php/tabuleirodeletras/article/view/7422. Acesso em: 19 jan. 2021.

A escola como uma instituição opera aqui como um órgão reprodutor da estrutura da capacidade, do corpo forte e do desenvolvimento infantil pautado em corpos sem deficiência. Se horas eu era visto enquanto um aluno "normal", bastava eu precisar de alguma particularidade para que me transformasse e ocupasse o lugar do especial. A palavra *especial* carrega diversos conceitos, mas em todos eles a ideia de que é algo que provém de uma característica única é presente. Ser especial, então, é um selo que marca uma diferença. O capitalismo atribuiu isso para diversos outros valores, inclusive podendo ser visto como algo bom. Porém, a deficiência transita nestes lugares de admiração e negação. Se por um lado nos veem enquanto especiais, por outro não querem carregar a característica que nos fazem especiais, em outras palavras: ninguém quer ter uma deficiência. Isso é a prova de que o caráter especial que envolve a pessoa com deficiência é de origem negativa. Essa delimitação de ter uma deficiência se dá a partir do olhar do outro, nos percebemos enquanto diferentes quando não nos reconhecemos em alguém. Esse não reconhecimento poderia ser válido se não houvesse uma valoração da diferença, ou seja, se a pessoa que não tem uma deficiência fosse a regra do que é ser normal. A partir desse mecanismo em que uma pessoa sem deficiência dita a normalidade, cria-se a ilusão de que uma pessoa com deficiência precisa da aprovação do ser que a olha.

"O que tu tens?" Uma pergunta tão simples, mas que revela muita coisa. Quando uma pessoa se depara com um jeito de falar estranho, se sente incomodada com o fato de não ter o que era esperado. Aqui a deficiência entra como "algo a mais". Se a pessoa espera que alguém vá ter uma oratória de um determinado modo e isso não acontece, a pergunta "O que eu tu tens?" surge para achar uma explicação no ocorrido para que este "algo a mais" exista. A ideia de que a deficiência é algo à parte do corpo, que retira o traço humano da pessoa, e coloca a deficiência como algo a ser aceito. Quando não vemos a deficiência como parte da pessoa, caímos na busca de entender o que é aquilo. Se separa a pessoa da deficiência como se a

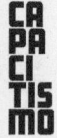

deficiência fosse um outro corpo, algo que possuiu o sujeito, quando, não. A deficiência compõe o sujeito da mesma forma que o sujeito compõe a deficiência. Ela não é algo material que possa ser comprado. Este imaginário da deficiência como parte de algo conversa com a realidade de que pessoas com deficiência sempre estiveram à parte de algo.

A história das pessoas com deficiência pelo mundo nos diz que esses corpos sempre foram escondidos e aprisionados por ser quem são – isso quando não eram descartados no nascimento. A prática de exclusão sempre foi presente nas nossas vidas, na forma de morte, de aprisionamento ou de segregação. A máscara muda, mas o sujeito agente é o mesmo. Existe uma frase da qual gosto muito que diz que "integração é chamar para a festa e inclusão é chamar para dançar". Ela dialoga muito com a ideia de que pessoas com deficiência sempre são vistas como espectadoras de si e a inclusão se nutre nisso, pois quem inclui é sempre uma pessoa sem deficiência. Caímos de novo, portanto, na não autonomia em que uma pessoa sem deficiência decide como e onde podemos ser "incluídos". Criar espaços destinados a pessoas com deficiência, por exemplo, não é inclusão. Privar uma convivência diversa é alimentar que a diferença é ruim e que deve ser escondida num lugar à parte do resto da sociedade. Além disso, não nos fazer visíveis é ir contra a naturalização dos nossos corpos em espaços. Se uma criança convive desde pequena com outras crianças com deficiência, ela não vai achar estranho, quando adulta, uma pessoa com deficiência numa festa ou andando na rua, por exemplo.

O QUE É INCLUSÃO?

Inclusão é um conjunto de ações que combate a desigualdade de oportunidades originados por diferenças sociais. Inclusão é possibilitar, de modo efetivo, oportunidades iguais de acesso a bens e serviços sociais. As pessoas ainda confundem a diferença de inclusão para integração.

Inclusão é termos pessoas diferentes em um mesmo espaço e não um espaço para pessoas diferentes. A ideia da *integração* é mais uma atitude fantasiada de segregação, porque ela parte da premissa que nossos corpos não têm a mesma capacidade que a de pessoas sem deficiência. É importante falar que é o meio que deve se adaptar ao sujeito e não o contrário, a sociedade precisa estar pronta para receber e acolher todos os corpos. Não podemos cair na falácia de que a pessoa tem que se adaptar ao lugar ou tem que superar obstáculos, pois não deveriam existir obstáculos. Esse modo de pensar acaba romantizando a falta de acessibilidade. A falta de inclusão também é um reflexo da desigualdade social. O modelo econômico que vivemos se nutre de desigualdades, e não existe capitalismo sem desigualdade.

É de extrema importância pensarmos e praticarmos a inclusão, mas muito mais que isso, reestruturarmos o real motivo pelo qual ela é necessária. Eu não quero ser incluído num espaço, eu quero estar nesse espaço. Não é necessário criar categorias especiais para nós, é preciso fazer com que todos os espaços sejam acessíveis para nós. Criar uma subcategoria é fomentar essa visão de subvida que falamos antes, e além disso é esquecer o real motivo pelo qual existe a necessidade de inclusão: se temos que incluir alguém, é porque existe alguém excluído. Não se inclui alguém que já faz parte de algo.

É importante falarmos que inclusão não se pode ser pensada apenas pela ótica da pessoa com deficiência. A luta de pessoas com deficiência sempre esteve atrelada a luta de idosos, por exemplo, isso se deve à política de corpos, ou seja, a política do corpo que envelhece, a política do corpo que adoece. Embora tenham erros contundentes nesse pensamento, ele assume que todo corpo está à mercê de uma vida social, isso quer dizer que todo corpo pode sofrer ou vir a ter algum tipo de mutação que fuja do controle do sujeito. O corpo muda desde o momento em que nascemos e não se tem certeza de que levaremos o mesmo corpo até o fim de nossas vidas. Portanto, inclusão e acessibilidade são pautas que unem pes-

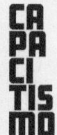

soas, pois, com seus recortes, elas se fazem necessárias para a vida humana. Falar de inclusão é também pensar sobre o que leva alguém a ser excluído. De onde parte a "ordem" de que um corpo é menos válido do que outro e que, por isso, não têm os mesmos direitos? É um pensamento que antecede a lógica, pois ele surge a partir do pré-conceito que se tem sobre o que é ter uma deficiência.

Mas quem dita o que é ter uma deficiência? É a partir de que corpos que julgamos o que é diferente? Voltamos, aqui, a uma premissa antropológica que se tem no início, e o interessante é que chegamos a uma conclusão: um se afirma no outro. Só existe uma pessoa com deficiência porque se criou o que é não ter uma deficiência. A diferença, aqui, atua como uma afirmação da regra, ou seja, a existência de um corpo dito com deficiência pauta e afirma a existência de um corpo-regra. Você pode estar me perguntando do porquê eu me afirmo enquanto uma pessoa com deficiência se o que eu acabei de falar é justamente o quanto essa lógica dualista corrobora para a reafirmação da diferença. Aí está a grande controvérsia, para além da questão política de firmar uma posição, existe uma questão de identidade, algo que é negado a todo momento a uma pessoa com deficiência.

Durante muito tempo eu não me entendi enquanto uma PCD, como dito antes, a minha família teve um papel fundamental nisso. Se ora, dentro de casa, me diziam que eu não tinha nada de diferente dos outros, quando eu ia para rua não era a realidade que eu encontrava. Isso se deve, também, a uma questão de superproteção, mas, muito mais profundo que isso, há uma questão de aceitação familiar de se ter um parente com deficiência. Eu ficava, então, neste não lugar, oscilando entre ser capaz de fazer tudo o que eu quero e a piada da escola.

Levei muito tempo até entender que minha deficiência me compunha enquanto ser, tenho memórias de colegas me perguntando o que eu tinha e eu chamava de "problema". Quando eu via outras pessoas com deficiência na sociedade, eu não me reconhecia nelas. Não porque eu não queria, mas porque me foi ensinado que eu não era como aquelas pessoas. Este não lugar me levou, então, a uma crise de identidade, pois existiam duas fontes externas que me diziam coisas diversas sobre mim. Uma fonte, a família, me dizia que eu não tinha "nada", outra, a sociedade, me tratava como uma aberração. A partir delas criei a minha autoimagem, transitando entre ser aceito por incompleto e entre não ser aceito por ser quem eu sou. A questão aqui é que desde pequeno fui ensinado a me sentir diferente, seja através de um jeito direto – pela sociedade –, seja por meio de um jeito indireto – pela minha família. Essas duas situações, portanto, me levaram a um ponto: perceber que quem me instruiu a perceber que sou uma pessoa com deficiência foram os estímulos externos. O que quero dizer aqui é que, para além de quererem me fazer acreditar em um eu que eu não sabia se existia, foi esse meio externo que "criou" essa deficiência.

Um belo exemplo disto foi uma vez em que eu estava pintando na escola e uma menina começou a rir da forma como eu pintava, pois eu borrava o desenho. Se a menina – a sociedade – não tivesse feito essa intervenção, eu seguiria pintando meu desenho borrado e não haveria nenhum problema nisso. Quem se incomodou com o modo que eu pintava foi ela, não fui eu. Ela tentou – e durante um tempo conseguiu – fazer com que me sentisse incomodado. A partir disto eu percebi que eu era diferente. O marcador da diferença aparece como piada, ao invés de aparecer como algo singular.

A partir do momento em que ela se incomodou com a forma que eu pintava, isso passa a ser um assunto de pessoas sem deficiência. Inclusão é um assunto de todos. Exclusão é um assunto de todos, porque as relações são interdependentes e, se há alguém excluído, é porque alguém exclui. Deficiência é também uma construção social. Quem cria o que é deficiente é a sociedade. Para além de origem genéticas ou de acidentes, a valoração que se dá para a deficiência é de origem social. Se tivéssemos uma sociedade não capacitista e acessível para todos os corpos, as deficiências não seriam vistas como um impedimento, e, sim, como uma característica.

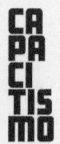

Mas como formar sujeitos aptos para esse tipo de pensamento? Como fazer com que a lógica da capacidade, do mais forte e do mais ágil, não seja sempre a vencedora? Ainda mais em um sistema capitalista e meritocrático? Voltamos à educação, às formações de base e ao convívio social. Esses três pilares se mostram fundamentais numa sociedade como a nossa.

Se por um lado a educação é o que forma sujeitos, por um outro, ela os prepara para competirem no mundo. Não é novidade para ninguém que a educação é vital para a inserção de um sujeito na sociedade, tanto pensando em mercado de trabalho quando para cidadania. Esse espaço, porém, não se demonstra eficaz para pessoas com deficiência. Se formos analisar, por exemplo, o número de PCDs matriculadas no ensino superior, esse percentual não chega a 1%. a raiz desse problema está, também, na educação de base. Como vamos poder competir para uma vaga na faculdade se fomos privados do ensino básico? Estudantes com deficiência encontram muitas barreiras na formação inicial, desde acessibilidade de acesso às escolas até permanência no ambiente escolar por faltas de adaptação. Este número inferior é muito pequeno, então, é completamente entendível quando nos deparamos com a realidade de acessibilidade no Brasil.

Na educação superior estes números baixos, se mantém. Uma pesquisa baseada no Censo da Educação Superior de 2016, mostrou que de 8 milhões de matrículas de estudantes do ensino superior, apenas 0,45% são de pessoas com deficiência. Em redes privadas esse número é ainda menor chegando em 0,35% e em redes públicas é de 0,73%.[4]

Outra memória importante que elucida muito meu discurso é que, quando eu comecei a não ter mais a escrita manual, ou seja, eu não consegui mais escrever com caneta ou lápis por

---

4 INSTITUTO NACIONAL DE ESTUDOS E PESQUISAS EDUCACIONAIS ANÍSIO TEIXEIRA. Notas Estatísticas do Censo da Educação Superior de 2016. Disponível em: http://download.inep.gov.br/educacao_superior/censo_superior/documentos/2016/notas_sobre_o_censo_da_educacao_superior_2016.pdf. Acesso em: 1 dez. 2020.

conta da minha deficiência, os professores da minha escola adotaram um discurso motivacional de que era só me esforçar que eu iria voltar a escrever. Resultado: passei meu ensino médio inteiro sem ter caderno, sem fazer anotações. Quando fui pedir para escrever num computador, a resposta que escutei foi que os meus outros colegas iriam querer também, logo, era inviável. Não vou entrar aqui na parte psicológica da extrema violência que foi para mim ficar três anos tentando escrever e não conseguir. Tentando me encaixar sem necessidade. Quero falar sobre como eu iria competir com estudantes que tinham a oportunidade de aprendizado completo, através da escrita, uma vaga na universidade. Não pretendo cair aqui em maniqueísmos e vitimizações, eu burlava o sistema, colava em provas e cheguei até a roubar algumas. Eu me fazia potência.

O que desejo abordar é que este é um dos infinitos exemplos do porquê não representamos nem 1% dos alunos matriculados no ensino superior. Exemplifica um motivo pelo qual nos faltam instrumentos tanto materiais quanto psicológicos de estarmos em igualdade quando comparados a outros estudantes sem deficiência. Saber desses dados é também buscar uma explicação do motivo pelo qual eles continuam presentes no nosso imaginário. Se eu perguntar para qualquer pessoa, quantos colegas com deficiência ela teve, garanto que seria uma representação desse número.

No entanto, existe aí também um início de formação do imaginário da pessoa com deficiência, ao ficarmos escanteados nessas esferas começamos acreditar que não somos pertencentes, a crença de que somos únicos. Em paralelo com a palavra *especial*, as PCDs ficam então submersas nesta dicotomia de serem terem algo "único", mas não ser valorizado.

CORPO E PADRÃO

Todo mundo que percebe que foge de algum padrão tem o momento de se questionar o motivo. A sociedade vive nos impondo diversos corpos ideais que geralmente são inatingíveis para boa parte da população. O padrão vigente sempre é aquele que é possível apenas para uma elite, não à toa que, hoje em dia, a ideia de uma vida equilibrada está em alta. Só consegue alcançar esses ideais quem tem tempo, dinheiro e acesso a esses meios. Não é por acaso, também, que as academias são todas, em sua maioria, de vidro. As pessoas têm que mostrar que pertencem a algo e que estão em busca desse padrão.

Porém, nem sempre o impeditivo desse padrão é financeiro. No caso de pessoas com deficiência, o "impeditivo" é o próprio corpo. Quando um corpo tem uma deficiência, ele está fora de muitos padrões além do estético e, por muitas vezes, as pessoas acreditam que, se a gente se esforçar, vai deixar de ter um deficiência. O exemplo que dei aqui, sobre a professora que dizia para eu me esforçar que eu iria voltar escrever, ilustra o padrão que estamos falando. Estar fora do padrão é incomodar a norma. É muito mais um questão imagética do que um padrão de corpo. Se mescla pela forma com a qual expressamos nosso corpo, nosso jeito de andar, de não-andar, de falar, de "não-falar" etc. Passamos por isso de modo duplo, pois precisamos nos aceitar enquanto PCDs e depois – com seus devidos recortes – por estarmos fora do padrão estético. É como se só nos restasse a aceitação. Mas quem vende a ideia de aceitação? O que é se aceitar?

Durante muito tempo eu atrelei a ideia de aceitação a uma busca por não parecer eu, ou seja, buscava ferramentas que fossem tirar o máximo possível do marcador da deficiência e é essa a aceitação que nos vendem: a de que temos que estar sempre em busca do nosso "melhor". Mas o nosso melhor está sempre pautado pelas impressões de quem nos julga, isto é, pessoas sem deficiência. O processo de aceitação vem junto com a naturalização dos nossos corpos, de conseguirmos nos perceber em lugares. Por isso que se aceitar enquanto PCD é totalmente diferente de se aceitar enquanto uma pessoa sem deficiência, que nunca terão seus lugares negados por questões de acessibilidade ou até mesmo pela forma como se comunicam ou se locomovem. Existe uma diferença em poder mudar o que a sociedade acha que é mutável e o que não é. Ter uma deficiência não é mutável, nem uma escolha, por isso que a comparação é inválida.

Quando alguém fala para mim: "você tem que se aceitar", ela deveria estar falando isso para si própria, pois esta fala carrega a imposição de uma aceitação relâmpago. Muito mais que isso, essa situação denota um incômodo com meu corpo, pois, se ela diz que eu devo me aceitar, ela pressupõe que eu tenho um desconforto em ser que eu sou.

Se aceitar é um processo, quando a gente diz "um dia vou me aceitar" estamos pondo essa ideia como impossível e utópica. Reconhecer nosso corpo sem o olhar distorcido da sociedade é uma prática diária. Entender que, a ideia de que vendem de se aceitar enquanto PCD é buscar uma "normalidade", pois para a sociedade nossos corpos estão fora do padrão de funcionalidade. Não somos valorizados e vistos como seres que "funcionam", por mais que estejamos dentro de algum padrão, a deficiência sempre vai se sobressair. E aqui entra, também, a ideia de superação do corpo, da deficiência. Não se supera uma deficiência, pois não se supera um corpo, a ideia de deficiência como uma extensão ao corpo é irreal assim como os padrões pré-estabelecidos.

O QUE É UM CORPO? O QUE É MEDICINA?

Percebi que minha aceitação estava muito conectada com a minha vida médica, pela forma com a qual a medicina lidava com meu corpo. Existe toda uma discussão acerca do que é deficiência e do que é doença, mas, a principal questão aqui é o *diagnóstico*.

Diagnóstico é um rótulo que dá nome a algum fenômeno. Sempre fiquei me questionando: por que dar nome a um corpo? eu não sou um corpo e apenas isso? Comecei a perceber que não e que, na verdade, esse diagnóstico delimitava o que

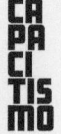

eu podia ou não fazer e, consequentemente, a forma como eu me entendia.

Eu já disse que corpo é uma invenção e, assim como toda ciência que se baseia em modelos de comprovação por testes ou experiências, o corpo também cumpre esses requisitos. A medicina vê um corpo como algo que tem que funcionar, possuir uma função. Mas o que é funcionalidade? Como dizer que um corpo funciona? Não existem muitos debates acerca da política e da prática capacitista dentro do âmbito da saúde. Na maioria das vezes nossos corpos são percebidos enquanto disfuncionais, enquanto corpos que necessitam de uma cura. Os tratamentos que nos dão são em busca de uma cura, de uma funcionalidade proporcional a de um corpo sem deficiência. Percebam como essa lógica é muito similar à da aceitação, o quanto essa corrida pelo "perfeito" e pela "cura" nos é imposta a toda instante. Se diagnostica alguém com deficiência com base em um corpo sem deficiência.

Já escutei muito que ter uma deficiência é algo inegável e que possui barreiras e dificuldades. Uma PCD que se locomove de cadeira de rodas terá dificuldades em um trabalho que exija um deslocamento rápido, como um garçom. Porém, não existirá barreiras para o trabalho intelectual. O que quero explicar é que, na maioria das vezes, esses rótulos e esses preconceitos estão galgados em especificidades que nem sempre são essenciais para certos tipos de vida e trabalhos. Também é preciso falar que existe uma dificuldade da sociedade aceitar que as pessoas possuem tempos diferentes. Uma pessoa que usa cadeira de rodas pode ser um garçom, mas talvez não execute o serviço no tempo em que as pessoas esperam e isso é um problema das pessoas.

Todo rótulo/diagnóstico é dado a partir do que se entende como funcional, e o que se entende como funcional é algo que se tange também pela cultura de certa forma. Se não temos uma sociedade preparada para a acessibilidade todos os corpos com deficiência são disfuncionais. Faça um exercício: se o novo normal fosse comer com as mãos, eu não seria disfuncional em ter dificuldade de usar talheres, ou seja, a ideia de normalidade é uma invenção e os profissionais da saúde estão sendo ensinados a pensar o corpo a partir da lógica funcional, buscando tratamentos, muitas vezes violentos, que nos direcionam a corpos sem deficiência.

Gosto muito do conceito do *Corpo sem Órgãos*, dos filósofos Gilles Deleuze e Félix Guattari. Se cada órgão possui uma função e cada função corrobora para a manutenção deste corpo, o que seria um corpo sem órgãos? Que nome daríamos para essa nova invenção que abandona o princípio de funcionalidade? Se abandonássemos a ideia de que nossas pernas são para andar, nossos olhos para enxergar, nossas orelhas são para escutar etc., que nome daríamos para essa nova invenção? Não precisamos negar a medicina, até porque precisamos dela como ciência, mas devemos repensá-la na sua estrutura. Fazer com que os profissionais passem a ver corpos enquanto singulares e não enquanto um diagnóstico, pois, quando se tem o diagnóstico, se tem um roteiro/protocolo. Quando um corpo não responde a esse protocolo, se inventam ainda mais nomes para atribuir essas disfunções.

A INFANTILIZAÇÃO DO CORPO PCD

Ao final dessa imersão do corpo que nasce, se entende, então, que nada é finito. Nenhum processo, nenhum diagnóstico, nenhum sentimento. Falo isso pois, entender os meus sentimentos e conseguir colocá-los em palavras, faz parte de um acontecimento e de uma virada de chave muito importante: a de me entender enquanto uma pessoa, enquanto um adulto. O cômico e o infantil sempre andaram muito juntos na minha vida e hoje entendo o porquê. Tudo aquilo com o qual a sociedade não sabe – ou não quer – lidar, ela ou faz piada ou infantiliza. Uma prova disto é se analisarmos as piadas que compõem o nosso tempo e o quanto a ideia do humor muda através do contexto histórico. A ideia de diminutivo, por exemplo, foi muito pre-

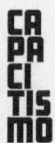

sente na minha vida – o bonitinho, o fofinho, o engraçadinho. Tudo isso perpassa a infantilização dos corpos com deficiência. As pessoas nos infantilizam porque não sabem lidar com o nosso corpo, quando nos veem, muitas vezes ficam sem palavras e a primeira palavra que sai e a de compaixão ou pena, que é muito mais fácil de ter por uma criança. Sem contar a tamanha violência que é para um adulto ser percebido enquanto uma criança, pois o que se espera de um adulto e de uma criança são coisas muito diferentes. Infantilizar uma adulta PCD é dizer para ela que ela não é autônoma, e que ela não tem condições de saber o que é melhor para si. Uma criança necessita de cuidado, assim como, no imaginário social, uma pessoa com deficiência.

Colocar um adulto em um lugar de criança é invalidá-lo como um ser social. Os pilares para o reconhecimento de um ser social, embora eu não concorde com a maioria, são o trabalho e a formação de uma família. Uma criança não tem como conquistar essas coisas, ou seja, a infantilização conota a não possibilidade de se tornar o ser comum. Depois irei falar mais sobre as pessoas que, dentro deste recorte, optam por abrir mão deste reconhecimento moral, mas aqui quero dar ênfase ao direito que se tem de buscar esse reconhecimento. É superentendível que pessoas que foram por muito tempo – e ainda são – negadas de um convívio social, queriam tê-lo. Não podemos nos esquecer que a prática de trancafiar pessoas com deficiência em casa era muito recorrente, embora hoje ela ocorra de outra forma. Se a família não prende essa pessoa em casa, a falta de acessibilidade nas ruas prende, por exemplo.

Então, o convívio, o prestígio e o reconhecimento social para pessoas com deficiência é muito importante, também, uma vez que ele perpassa a ideia de que somos pessoas.

Aqui chegamos, enfim, a grande reflexão dessa primeira parte. Falei sobre um corpo, sobre um diagnóstico e sobre as primeiras experiências que o impactam. Todas elas com o marcador da diferença ou do capacitismo. Qual é o corpo que nasce em uma sociedade que o corrompe mesmo antes dele se entender enquanto um corpo? Lembram do exemplo que dei logo no início sobre uma casa sem morador? É o que se espera de um corpo com deficiência, um espectador da sua própria história, que não tem o poder de modificá-la, pois não conhece as paredes da sua casa. As memórias que se tem do seu corpo são todas pautadas em olhares de terceiros que dizem coisas irreais sobre seu corpo. São tidas a partir de diagnósticos que limitam a experiência de se viver em um corpo não habitável. Se retira, então, o verdadeiro dono dessa moradia para que outros entrem, a analisem, a julguem e pintem suas paredes com cores e texturas que acham que devem ser. Durante muito tempo, fui um estrangeiro de mim mesmo, um intruso dentro da minha própria casa-corpo. Tive de lutar contra ideais concretos e outros abstratos revestidos de afeto para conseguir me perceber enquanto uma PCD a partir do meu ponto de vista.

Também não gosto da ideia de ser fixo no meu corpo. Gosto de poder sair e voltar desta casa quando bem entendo. Gosto de me olhar por dentro e por fora. É bom se ver a partir do olhar do outros também, desde que eu escolha através de quem eu quero ser visto.

Me abro aqui com uma história que circula entre as memórias da minha família. Dizem que houve uma pessoa que fez um credo de determinada religião contra mim, que quando eu ainda estava no útero de minha mãe. Minha mãe, encontrou um ritual no pátio de casa que fazia denotações para que ambos morressem. Havia dois bonecos com várias agulhas na barriga. Por que eu falo isso? A deficiência vem aqui como uma maldição, uma praga. Sempre senti o peso que isso carregava, a de que a minha deficiência poderia ser em decorrência disso, mas a questão é: a deficiência é vista como um castigo, um peso, um fardo. Percebam o quanto esta estrutura capacitista alcança a esfera da religião. Para além de crer ou não crer em determinado fato, esse episódio fez com que eu *carregasse* – e digo isso no passado – um peso por ser quem eu era e sou. Como se a minha deficiência fosse um fardo feito por alguém e para atingir a minha família. Essa história hoje é muito bem resolvida dentro de mim, também por eu ter criado uma fé

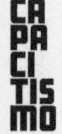

dentro de mim, mas, principalmente, por perceber a minha deficiência enquanto uma potência. Tirar do espectro da maldade o que eu tenho e também não atribuir a alguém o que eu sou, pois dizer que como o meu corpo é, é por causa de alguém, é tirar o meu protagonismo. As pessoas acham que nós, PCDs, nos perguntamos muito o porquê que a gente foi "escolhido" para ter uma deficiência e, durante muito tempo, esse episódio explicou esse porquê para a minha família.

O que quero por aqui, como mais um pilar para a formação dessa identidade, é a religião. As religiões sempre tiveram um papel fundamental na sociedade. Ora pelo controle social, ora pela formação de valores e estruturas do pensamento. Cresci vendo imagens sagradas cultuando corpos sem deficiência e, mais que isso, imagens que representavam práticas assistencialistas. Por exemplo, um santo da igreja católica geralmente é uma pessoa que fez "o bem" para os mais necessitados. Dentro da hierarquia do poder e de capacidade, PCDs sempre são inferiores e mais necessitados. Volto a dizer que em diversas escrituras sagradas, a deficiência é apresentada como uma punição. Deus é tão perfeito que não faria uma coisa "defeituosa", se ele fez foi porque alguém mereceu. Essas memórias que falo, perpassam vários tipos de religiões. Inúmeras vezes eu estou caminhando na rua e pessoas religiosas vêm querendo me oferecer uma salvação, elas se acham no direito de invadirem a minha privacidade e, muito mais que isso, acham que são donas do nosso corpo e das nossas vontades, consequentemente, acham que sabem o que é melhor para nós.

O dia que comecei a me libertar desses preconceitos, me libertei de uma imagem que havia criado de mim mesmo, da ideia da superação, do coitado e, muitas vezes, da vítima. Deixei de ser criança e virei, então, o que sou hoje e caí na ilusão de que estaria liberto. Quando comecei minha adolescência, percebi, então, que enfrentaria outras coisas, outros temas, mas que eles não iriam doer tanto quanto os que já existiam, tanto quanto o corpo que já havia nascido. Eles iriam doer de um jeito diferente e eu achava que já estava acostumado a lidar com diferenças. A parte que vou entrar, agora, é a do desejo, a da vontade e o desejo, assim como a repressão dele.

O CORPO QUE DÓI

O crescer é marcado por muitas diferenças. O corpo que muda, as vontades que surgem e os sonhos que se projetam. Meu corpo mudava ao mesmo tempo em que minha deficiência seguia a mesma, e demorei muito até entender este paradoxo de efemeridade e estaticidade. A adolescência veio como um rebento, uma fase que trouxe para perto todos os fantasmas da infância. Se antes eu achava que era diferente, naquele momento eu tinha certeza. Comecei a entender o que era sexualidade quando passei a ver outros homens e desejar ser igual a eles, isso criou em minha cabeça uma situação muito confusa. Eu não sabia se eu os desejava sexualmente ou se eu queria ser que nem eles corporalmente. E é aí que o desejo tomou conta, que os estereótipos, a não aceitação e a vontade de ser algo inominável se encontraram. Eu já sabia que tinha uma deficiência, muito embora não desse um nome para isso, mas naquela fase eu estava descobrindo que eu tinha desejo e isso era muito confuso. Me sentia culpado por sentir atração e não era pelo fato de ser um desejo homoafetivo, mas sim, pelo fato de achar que eu era merecedor do desejo. O capacitismo nos ensina que não somos merecedores de desejo, de afeto. Eu não conseguia me enxergar enquanto possibilidade própria, e não consegui, durante muito tempo, me colocar enquanto possibilidade para o outro. A perversidade da exclusão se dá aí: conseguir fazer com que a "minoria" não se ache digno de um direito ou de uma vontade.

Diferentemente de outros gays que não possuem uma deficiência, o meu maior, desafio foi o de me aceitar enquanto ser desejante, enquanto alguém que pode ter vontade de beijar alguém. Percebam o quanto o mesmo modelo de sexualidade se manifesta de modo diferente a cada recorte. A principal barreira da homossexualidade se dá pelo confronto de não ter seu desejo aceito socialmente, e para mim ela se deu por eu não ter o meu desejo aceito internamente. Não pela homofobia, mas pela política de invalidação de corpos com deficiência. Já escutei muitas frases sobre ser uma pessoa com deficiência e ter uma sexualidade. Sempre gosto de falar que sexualidade *não é apenas* sexo ou atração. Para mim, a sexualidade aparece desde o momento da minha relação com meu corpo, o me tocar, o modo como eu me percebo e me desejo. Poder mostrar meu corpo, usar roupas curtas, extrapolar o limite da moral.

Lembro das vezes que usava roupas que mostravam o corpo, principalmente no verão, camisas regatas e bermudas. Das pessoas me dizendo que eu não podia colocar a mostra o meu corpo pois era vergonhoso. Essas atitudes funcionam como anulação e repressão da sexualidade. Se eu estava me sentindo bem em estar vestido, ninguém deveria se sentir no direito de dizer o contrário. O modo como me vesti na adolescência sempre era de modo a esconder meu corpo e tapar meus gestos. Cresci sem ter referências de corpos em que eu pudesse me reconhecer, fazendo com que eu reprimisse todas as minhas vontades acerca dos meus desejos. Me acostumei com a ideia de que mostrar meu corpo seria vexatório, e isso me levava a pensar em qual lugar eu ocupava dentro do imaginário das pessoas.

QUAL MEU LUGAR NO SEU IMAGINÁRIO?

Você já beijou uma pessoa com deficiência? Já fez sexo? A sexualidade para PCDs sempre foi e ainda é algo muito negado pela sociedade, porque as pessoas ainda não conseguem nos perceber enquanto seres sexuais. Seja por conta da infantilização ou mesmo pela quebra de expectativa por um corpo padrão, ainda somos submetidos a essa anulação das nossas vontades. O lugar que meu corpo ocupa no imaginário da maioria é de inspiração, superação, mas nunca de desejo. Sempre que as pessoas veem um corpo com deficiência elas se perdem por não conseguirem imaginar como é o sexo. Isso se deve a uma construção completamente normativa do fazer sexual. Tudo é roterizado, articulado e encenado, ouso dizer que muitos não sabem o real sentimento do prazer. Assim como o padrão estético, o desejo e o gozo são construídos socialmente. As pessoas se atraem por aquilo que conhecem e que já estão acostumadas a lidar, e nestas listas de fatores não se encontram corpos de pessoas com deficiência. Sexo não é apenas penetração, sexo não se faz apenas deitado, ou em pé. Existem muitos modos sexuais de expressar o corpo e modos sensoriais diversos de sentir tesão.

Esse lugar de desejo que é negado se dá também pela falta de naturalização e presença dos nossos corpos em diversos âmbitos. A ausência de PCDs na mídia alerta e circunscreve o quanto não somos vistos como possibilidade e quando estamos representados, somos o expectador de uma vida, de uma alegria. Não somos postos como passíveis de sexo, e como dito anteriormente, a sexualidade se dá desde o momento em que não reconhecemos nossos corpos. O sexo e a sexualidade passam a ser aqui um ato político. Um usufruir de um desejo que sempre foi negado e que não é o detentor da verdade absoluta. Ao tapar nossos corpos com calças, mangas compridas, nos tapamos para a vivência de um corpo à mostra. Nos tapamos para uma possibilidade de ser algo, de ser alguém que deseja e pode ser desejado. Não se colocar enquanto potência é aceitar a imposição da violência. Muitas pessoas, quando "descobrem" ou imaginam que transamos, sentem nojo ou até mesmo repulsa. Essa ideia de não saber como acontece, prescreve o estranhamento que nosso corpo causa. O benefício da dúvida é também uma contribuição para o imaginário de que somos diferentes.

Lembro de uma vez que estava em uma padaria e uma pessoa perguntou se eu namorava. Além do fato da pessoa ter creditado ao meu namorado um papel de corajoso, por estar namorando alguém que possui uma deficiência, ela se sentiu no direito de perguntar como acontecia. A curiosidade pelo diferente aqui se apresentou como uma violência em achar que minha sexualidade era pública. Por eu me movimentar diferente, a pessoa, na fantasia dela, deduziu que meu sexo se diferenciava substancialmente do qual ela praticava.

Todos esses incômodos que nos é trazido pela sexualidade nos moldam em uma forma única: a de figuras não desejáveis. Minha sexualidade, e acredito que a de muitos, se construiu na minha autoimagem. A nossa autoimagem é formada também pelo modo como achamos e sentimos que os outros nos veem. Ao mesmo tempo em que eu possuo desejos fortes de explorar a minha sexualidade, o externo mandava eu parar. Comecei a acumular culpas de um corpo que não era meu, desejos de repressão que os outros me diziam ser o certo. Muito mais que isso, a minha sexualidade começou a se curvar para minha autoimagem. Ia em baladas e não via homens com deficiência, e nunca escutava algum amigo falar do desejo por alguém com deficiência. Voltei a me sentir único. Se quando criança eu possuía apenas a memória das violências com meu jeito, agora, eu começo a visualizar a violência com a forma que meu corpo era. Minhas mãos rígidas e trêmulas, minhas pernas que mancam, meu rosto que se mexe a todo o tempo. Passei a me olhar no espelho durante a adolescência e procurava no meu corpo as características que os outros diziam que eu tinha. Sempre vi meu corpo de um modo bom, eu gostava dele, mas quando as palavras das pessoas começaram a atingir a minha sexualidade, isso mudou.

DISFORIA, UM REFLEXO SOCIAL?

A partir dessa autoimagem comecei a ter uma visão muito distorcida de mim. Passei a evitar a me ver nos espelhos, pois sempre que me via, entrava em crise. O que estava no reflexo não condizia com o que achava de mim. Desenvolvi algumas questões bem sérias de dissociação de imagem, via meu corpo e meus gestos como ações sem articulação e isso me incomodava. Sentia que ia quebrar no meio, que meu corpo era frágil e com isso passei a sentir raiva dele. Uma raiva que não era minha, mas sim, de um não pertencimento, uma não correspondência com o que eu achava que era ser eu. Tive o privilégio de fazer terapia, e faço até hoje, o que me ajudou muito. É muito perigoso quando a dissociação entra no campo da imagem, pois começa-se a confundir o que sou eu e o que é projeção do outro sobre o meu eu.

A partir disso entrei em contato com a palavra *disforia*. Disforia é vista como uma incongruência entre processos de identificação internos e externos, o eu e o outro. Acontece quando pensamentos e estruturas sociais fazem com que um sujeito acredite que está em um corpo "errado" por conta da sua subjetividade. Isto se dá em diferentes níveis e recortes, em corpos que fogem da norma cisnormativa ou de funcionalidade. Corpos com deficiência estão fora da lógica normativa de funcionalidade do corpo. Começamos desde cedo a entender que estamos incomodando, e isso faz com que nos sintamos incomodados com nós mesmos, afetando diretamente o nosso psicológico. Até hoje eu tenho uma certa dificuldade em me ver em vídeos, não costumo lidar muito bem com o fato de me ver falando, de me ver gesticulando. Isso se dá porque, durante minha vida, a reação das pessoas ao me ver falando foi negativa. Tenho memórias muito fortes e situações ainda recorrentes de quando eu chego em algum lugar público e vou pedir alguma informação. A pessoa fica sem reação em ver o jeito como eu falo. É um olhar que só quem tem alguma deficiência é capaz de entender. Sinto, às vezes, que é como se a pessoa estivesse vendo um monstro, um ser de outro planeta que não compõe as mesmas características básicas para ser considerado um ser humano como ela.

Disforia é, então, um sintoma causado pela sociedade, pela reação de estranhamento com corpos que fogem da norma e que faz com que acreditemos que somos estranhos. Faz com que, muitas vezes, queiramos esconder nossa deficiência ou mudar nosso corpo. O modo como isso se conectou com minha sexualidade foi muito profundo pois se eu não me sinto à vontade de expor meu corpo em público, seja falando ou usando uma determinada roupa. Eu não vou ter condições psicológicas de me sentir apto para ser algo que não cause vergonha ou constrangimento. Durante muito tempo, eu acreditei habitar um corpo que não me pertencia, um corpo que eu tinha vergonha de ter, de estar. Tinha a ideia de que eu era um passageiro e que logo eu ia conseguir reverter essas características que as pessoas me diziam ser feias. Ocupei, então, por muito tempo o lugar do ridículo, mesmo tendo alguns momentos de respiro e pensando que o rótulo não me limitava. Mesmo eu tendo uma crença interna de que o que os outros me diziam não era verdade, tanto para o bom quanto para o ruim.

Acredito que o motivo pelo qual eu fiquei muito tempo neste não lugar foi, também, por ter uma deficiência que, dependendo do dia, é mais ou menos visível. Dependendo de qual estágio está meu tratamento e o meu emocional, a minha deficiência aparece mais ou menos. Como minha deficiência é de origem neurológica, o modo como eu me sinto reflete muito em quanto ela vai se expressar no meu corpo. Fiquei durante muito tempo me questionando se podia ou não falar enquanto uma pessoa com deficiência. Se eu possuía ou não este lugar de fala. Comecei, então, a perceber que existem muitos tipos de deficiência e que nenhum deles se anula, mas, sim, possibilitam vivências e falas diferentes. O termo *passabilidade* vai muito ao encontro do que estou falando e, de um jeito muito lógico, também, com a medicina.

PASSABILIDADE

O termo passabilidade é muito utilizado em movimentos como o de pessoas trans e ele também está muito forte no movimento de PCDs. Passabilidade é o quanto você não parece ter uma deficiência. Por exemplo, uma pessoa que, quando está parada, não aparenta ter uma deficiência, mas, quando em movimento, aparenta. Eu mesmo, do peito pra cima, sem falar, ou, em algum ângulo de foto, não aparento ter. Assim, eu tenho momentos de passabilidade. Porém, quando eu falo, gesticulo ou enquadro algum detalhe em foto, eu não sou mais passável, as pessoas começam a perceber que há algo "diferente" em mim. O termo é muito complexo, pois assim como a medicina que busca uma "cura", muitas pessoas acreditam que PCDs querem ser o mais passáveis possíveis. Isso corrobora com a ideia de que estamos "escondendo" algo, como se fôssemos farsantes tentando enganar alguém escondendo um segredo.

É de extrema importância falar que, dentro de recortes, ser mais passável ou não, não te faz ser menos PCD. Por eu ter uma oratória diferente, comigo acontece muito de as pessoas não me levarem a sério em ambientes profissionais e acaba que eu tenho que me provar muitas vezes mais. Importante ressaltar que conforme o seu corpo for "acumulando" recortes, essas provas vão se tornando cada vez maiores. Minhas aprovações, enquanto um homem branco, são diferentes, por exemplo, das que um homem negro com deficiência tem que realizar para se provar.

Acho esse tema muito relevante, pois vivemos em um cenário no qual os diferentes recortes sociais muitas vezes acabam se tornando inimigos, isto é, cria-se uma rivalidade dentro de um campo que deveria se apoiar. Não estou dizendo aqui, que não deva existir autocrítica e muito menos que não devam ser debatidas e enfrentadas essas diferenças, mas como comentei antes, a passabilidade não te faz ser mais ou menos PCD, ela te faz ter diferentes vivências, a partir de diferentes corpos.

MERCADO DE TRABALHO

Antes de refletir sobre a situação de pessoas com deficiência no mercado de trabalho, eu gostaria de começar ilustrando alguns dados. Segundo o IBGE cerca de 24% da população brasileira possui algum tipo de deficiência, em contraponto a isto, uma pesquisa recente revelou que menos de 1% dessas pessoas estão empregadas atualmente.[5] Começamos a reflexão com um imaginário mais real e não mais abstrato. Quando tive o conhecimento desses dados, me levei a pensar onde estavam estes outros 99% de pessoas que não estavam empregadas. Considerei que, mesmo com recortes de classe, gênero e cor, esse dado era ainda muito significativo. Ainda é muito alarmante termos um número tão pequeno de PCDs formalmente empregadas. Não que eu não esperasse este número, ou mesmo que não presenciasse isso no dia a dia, tanto meu quanto de amigos e conhecidos. Porém, o que esse dado evoca é um descaso total por parte da sociedade em olhar para este grupo em específico. Sempre existiu um forte estigma de que não podemos ser produtivos, porque o corpo com deficiência não é visto como um corpo que produz. Mesmo porque, por se acreditar que deficiência é uma falha, presume-se que também seremos uma falha nas engrenagens do trabalho. Já dei exemplos das questões que envolvem tempo de produção *versus* um corpo com deficiência, porém, vale lembrar que isto se faz muito mais presente no ambiente de trabalho e de busca por um.

Se você não tem pais ricos ou não é dono de uma grande herança, trabalhar, em uma sociedade capitalista, é um dos

---

[5] GARCIA, Vera. Veja os primeiros resultados do Censo 2010 sobre Pessoas com Deficiência. Deficiente Ciente, 23 nov. 2011. Disponível em: https://www.deficienteciente.com.br/veja-os-primeiros-resultados-do-censo-2010-sobre-pessoas-com-deficiencia.html. Acesso em: 1 dez. 2020. AÇÃO SOCIAL PARA IGUALDADE DAS DIFERENÇAS. Conheça o cenário da inclusão de PcD no Brasil. 29 jan. 2019. Disponível em: https://asidbrasil.org.br/br/conheca-o-cenario-da-inclusao-de-pcd-no-brasil/. Acesso em: 1 dez. 2020.

únicos meios de se manter vivo dignamente. PCDs sempre sofreram e ainda sofrem discriminação na hora de arranjar um emprego, claro que, novamente, teremos que fazer recortes de classe, gênero e raça, mas, sendo uma PCD, você dificilmente vai ser levada a sério no mercado de trabalho. Nossa capacidade é questionada a todo momento, ninguém acha que uma pessoa com deficiência vai ser inteligente, ninguém quer que nossos corpos ocupem lugares de poder. Isso gera um déficit muito grande de pessoas com deficiência empregadas, gerando distorções sociais e desigualdades.

Assim com alguns outros grupos minoritários, para conseguirmos oportunidades temos que ser melhores e acima da média para podermos chamar atenção, ou seja, para conseguirmos o mesmo emprego de um homem, branco, cis, hétero e sem deficiência, temos que ser, no mínimo, duas vezes melhores que ele. Isso além de ser injusto, também nos coloca numa posição de inferioridade e de subaproveitamento de capacidades e de vivências. Ao mesmo tempo, isso também acentua as desigualdades, visto que nem todas as PCDs têm a possibilidade de se qualificar para conseguir ser duas vezes melhores, pois esbarramos no gargalo educacional que abordei no primeiro capítulo do livro.

Todas essas questões contam muito na hora de conseguirmos um emprego, mas, sem dúvida, o que mais prejudica é a falta de preparo das empresas. Já passei por várias entrevistas em que a pessoa que fazia o recrutamento não fazia ideia do que era uma "vaga PCD". Isso quando não me dava uma ficha para eu preencher meus dados pessoais a caneta, sendo que eu não tenho a escrita manual. Enfim, como ter vontade de ir trabalhar nessas empresas se nem no momento da entrevista existia o mínimo de cuidado e de preparo comigo? Que certeza eu teria de que seria bem recebido e de que me ofereceriam as condições necessárias para realizar um trabalho tão competente quanto o resto das pessoas sem deficiência? Nenhuma.

Para você ter uma ideia, eu fiquei quatro anos desempregado. Quatro anos fazendo entrevistas e ninguém me chamava.

Sempre que o recrutamento analisava meu currículo, falavam que era ótimo, mas que eu era muito para a vaga ou que eu merecia uma vaga melhor e não ia me adaptar ao local. O que eu percebi, com o tempo, é que a maioria das vagas para PCDs eram vagas invisíveis e que ninguém sem deficiência assumiria.

Existe uma lei conhecida como a Lei de Cotas (Lei n° 8.213 de 1991) que em seu artigo 93 prevê o seguinte:

> A empresa com 100 ou mais funcionários está obrigada a preencher de dois a cinco por cento dos seus cargos com beneficiários reabilitados, ou pessoas portadoras de deficiência, na seguinte proporção:
>
> - até 200 funcionários................... 2%
>
> - de 201 a 500 funcionários........... 3%
>
> - de 501 a 1000 funcionários......... 4%
>
> - de 1001 em diante funcionários... 5%[6]

Percebemos que essas empresas acabam sendo obrigadas a contratar pessoas com deficiência, o que é ótimo. A lei é muito bem-vinda por isso. No entanto, as corporações dão o seu jeitinho para conseguir preencher as vagas. Seja por preconceito ou por pura preguiça. Grande parte das empresas, ao invés de contratar mais PCDs e criar mecanismos de inclusão e acessibilidade, prefere criar cargos exclusivos para PCD.

Aqui temos as famigeradas vagas PCD. Basicamente se criam postos que não existiam, de atividades que não eram tão importantes apenas para cumprir a cota. Aí que surgem várias vagas de estoquistas, empacotadores, ascensoristas. São funções dignas, mas por que tem de ser exclusivas para PCDs? Por que não podemos concorrer às outras vagas?

Essa lei fez com que muitas PCDs fossem incluídas no mercado de trabalho, porém ela não se preocupou com como essas pessoas seriam e são incluídas. Vagas exclusivas para

---

[6] BRASIL. LEI N° 8.213, DE 24 DE JULHO DE 1991. Disponível em: http://www.planalto.gov.br/ccivil_03/leis/l8213cons.htm. Acesso em: 1 dez. 2020.

PCDs é um exemplo escancarado de segregação, algo bem diferente da inclusão. Por exemplo: se uma empresa está com cargo de gerência, eu não posso me candidatar se esta não for uma vaga PCD, terei que me candidatar exclusivamente ao que a empresa quer me colocar e quase sempre são cargos em que a empresa esconde e subestima a pessoa com deficiência.

Vou compartilhar um episódio que ocorreu comigo e que vai ilustrar muito bem o que eu venho falando. Quando estava na faculdade de Comunicação, me candidatei para uma vaga PCD de uma importante TV local. Me chamou atenção, pois estavam fazendo um *marketing* muito pesado com a questão de incluírem profissionais com deficiência na empresa. Depois de duas semanas, entraram em contato comigo e agendaram uma entrevista. No telefonema, antes da entrevista, se certificaram se eu possuía uma deficiência. Fiz a entrevista e fui contratado para fazer um serviço intelectual. No meu primeiro dia de trabalho, minha chefe me orientou outras funções e fui encarregado, então, de realizar serviços como passar o café da redação, encher a bombona de água e manter a organização do ambiente de trabalho dos outros. No dia seguinte, chegou uma nova pessoa, sem deficiência, e percebi que ela estava realizando o trabalho que fui contratado para fazer.

Essa situação me levou a pensar se eu havia feito algo de errado na entrevista que levou ao pensamento de que eu não era capaz. Nessa época eu ainda não tinha muito conhecimento acerca do capacitismo. Aos poucos fui percebendo as relações que as pessoas tinham comigo, sempre pautadas em duvidar da minha capacidade e tentar me diminuir em frente aos outros. Mesmo eu tendo o privilégio de estar em uma faculdade, isto não era levado em conta. Comecei a perceber, então, que a vaga que eu ocupava havia sido criada. Lembro de uma vez que minha chefe me chamou em uma sala, junto de uma coordenadora, e as duas falavam sobre a lei de cotas na minha frente. Elas não demonstravam preocupação com o meu bem-estar e nem com a minha permanência. Elas falavam de números e o quanto ainda faltava para preencherem o número necessário exigido pela lei.

Lembro dos olhares que me dirigiam quando eu chegava no local, na mesa improvisada que arrumaram para mim na redação. No peso simbólico que era eu não ter um e-mail corporativo, por exemplo. Eu não fazia parte. Aqui entra uma sensação muito ímpar que senti e sinto na minha vida. As pessoas tratam PCDs como se subestimassem a nossa existência. Lembro das vezes que ia sugerir algo e era interrompido ou desconsiderado. Mesmo não sendo minha função, ainda tinha um pouco de rebeldia em mim que me fazia tentar. Até porque era pra isso que eu havia sido contratado. Porém, sempre que eu tentava, voltava neste lugar de não valor.

Este exemplo serve para ilustrar como as empresas realmente criam vagas destinadas a PCDs. De um modo muito estranho isso relaciona, também, com a questão da educação. Pessoas sem deficiência sempre criam espaços que acham que merecemos. O capacitismo faz com que pensem que temos que ficar à deriva da aprovação de pessoas sem deficiência.

Vou trazer, também, mais um exemplo que, na verdade, se repetiu várias e várias vezes. Nestes sites de emprego, as vagas destinadas à PCDs são ainda mais frequentes e visíveis. Já aconteceu diversas vezes em que me candidatei a uma vaga e, ao chegar na entrevistas, o recrutador me perguntar o que é uma vaga PCD. Existe um outro fator muito importante também que é o acesso ao emprego. Existem muitas pessoas com deficiência que, por falta de acessibilidade nas ruas e mesmo nas empresas, não conseguem sequer chegar ao local da entrevista. No meu caso, quando eu chegava nas entrevistas, quase sempre me pediam para preencher uma ficha. Como vocês já sabem, eu não escrevo com canela e lápis, então vocês devem imaginar a situação que se criava. Se as pessoas que me entrevistavam sequer sabiam o que era uma vaga para PCD, por onde eu iria começar a explicar o porquê de eu não escrever de caneta? Eu nunca entendi o porquê de isso acontecer, pois, na maioria dos sites, na hora de aplicar para vaga, eles perguntam se há alguma adaptação necessária no ambiente de trabalho.

Obviamente, eu respondia que sim e isso me levava a pensar que a empresa não lia os formulários de inscrição.

Existe um problema muito grande nessa questão toda que é pensarmos em quem regula essas empresas. Não podemos cair em falácias, nem em ilusões de que as empresas incluem porque acham bonito. Isso acontece ou por uma força da lei ou pelo *marketing* de ser uma empresa "politicamente correta". Mas essas duas palavras, *politicamente correto*, dizem muito sobre a situação de PCDs em empresas. Particularmente não acredito que uma empresa vá pensar nos valores básicos de cada cidadão, ela almeja o lucro. Já falamos aqui sobre a questão de que o tempo de produção de profissionais com deficiência pode, sim, ser mais lento. Para a empresa isso não é vantajoso e essa é uma das razões pela qual se criam vagas. Vagas essas que servem apenas para cumprir tabela.

De onde, então, podemos tirar um poder de reivindicação dos nosso direitos? De quem é a responsabilidade por fiscalizar que a lei esteja sendo cumprida dentro de uma empresa privada? Muito além de debater modelos econômicos, quero levar a reflexão de um modelo consciente e possível de mudança.

E A POLÍTICA?

Estamos em um momento em que as pessoas negam muito o fazer político. Está em vigor um discurso muito forte de que política não leva a nada ou que se resume a corrupção. Desde as jornadas de junho de 2013, o debate político do país foi tomado por movimentos duvidosos cujas pautas levam não só a negação como, também, a criminalização da política. Esses movimentos se beneficiam de pautas morais e religiosas para empurrar para a população uma ideologia que não faz necessariamente parte da nossa cultura, e também prega diversos preconceitos e ataques de ódio para grupos minoritários.

De 2013 para cá, passamos por um golpe institucional, pelo agravamento de crises políticas e econômicas, sem mencionar o enfraquecimentos das nossas instituições. Tudo isso é muito perigoso e nos leva a repensar nosso papel enquanto cidadãos. O que falta, hoje, é a população perceber que é impossível negar a política. A política está em tudo, e quanto mais ela for ignorada, mais haverá uma tendência de eleição de representantes incompetentes, despreparados e autoritários. Essa longa introdução é com o intuito de provar que precisamos nos informar e nos posicionar politicamente para podermos viver em sociedade. A partir do momento em que se entende essa importância, começamos a dar valor para a política e também iniciamos um processo de descoberta em relação ao seu poder.

As redes sociais mudaram a forma de se pensar a militância social e política. Antes eram necessárias assembleias, reuniões, procurar contatos etc. Hoje, com um *post* em rede social, é possível mudar os rumos de uma eleição. Porém, ainda falta uma organização, tudo é tão fragmentado que é difícil, muitas vezes, encontrarmos o nosso nicho e, mais ainda, pensar em uma política de nicho.

Políticas para minorias nada mais são do que isso: políticas de nicho. Há uma meia dúzia de pessoas que gritam nas redes sociais e, com base nisso, se chegam a conclusões muitas vezes precipitadas. Acredito que o caso do Queer Museu, que ocorreu em Porto Alegre, foi um exemplo bem evidente de como militâncias virtuais e o debate político desonesto pode vir a fechar um museu e simbolicamente uma ideia e uma liberdade.[7]

Você pode estar me questionando o que tudo isso tem a ver com deficiência. Respondo: tem tudo a ver. Nossa existência é política. Nossos corpos e nossas ações são políticas. Caminhar com meu corpo na rua é um ato político. Demarcarmos nossa posição é fazer política. Exigir acessibilidade, cotas, fiscalização da lei de cotas, acesso a saúde e diversos outros tipos de serviços é fazer política. Então não

---

7 POROGER, Felipe. Queermuseu e o falso liberalismo de Kim Kataguiri. Carta Capital, 14 set. 2017. Disponível em: https://www.cartacapital.com.br/cultura/queermuseu-e-o-falso-liberalismo-de-kim-kataguiri/. Acesso em: 1 dez. 2020.

devemos ter medo desse assunto, pois a solução para a crise generalizada na qual vivemos hoje depende da política.

Precisamos dela para pensar num futuro para PCDs. Precisamos de PCDs ocupando cargos eletivos para que seja possível pensar na melhor dignidade dos cidadãos PCDs, além disso, o fator representatividade é muito importante para as próximas gerações, principalmente. Toda essa negação política resultou numa representação errônea das PCDs no campo político. A maioria das pessoas enxergam nossas pautas como meio de subir na carreira através do senso comum e do mito do herói. Uma política extremamente assistencialista que nos utiliza como inspiração e caridade.

Quando comecei a me inteirar das pautas de lutas políticas e desenvolvi o meu "lado" político, comecei a perceber a falta de discussão acerca do capacitismo dentro do partidos. Nunca escondi minha posição política, e por mais que eu a ache óbvia, volta e meia aparece alguém nas minhas redes me questionando sobre. Quando comecei então a entrar na esfera política e a pesquisar os saberes e feitos para a comunidade com deficiência, me dei conta que sempre encontrava junto um discurso muito conservador. Além de quase sempre ser uma pessoa sem deficiência que estava pleiteando nosso lugar, ainda era com um discurso completamente capacitista e moralista. Se utilizava da nossa imagem para benefício próprio.

Quem não vai confiar em quem cuida e se preocupa com deficientes, não é mesmo? É um discurso perfeito e muito parecido com o que vários políticos vivem usando: religioso, defensor de família, pautas contra a corrupção. Enfim, aquele tipo de ideia de que nenhum político será contra. Você nunca viu o político a favor da corrupção, assim como não deve ter visto algum político que seja contra a inclusão. Já existiram formas de governo que eram escrachadamente contra a inclusão, e o nazismo é um exemplo forte disso. Os discursos segregacionistas, porém, evoluíram e, hoje, os apresentam de um modo muito mais perverso.

Se antes tínhamos alguém que falava que não deveria existir escolas inclusivas, por exemplo, hoje temos o discurso de que é melhor, para a segurança da PCD, estar em uma escola especial. A política arranja mecanismos de instaurar o preconceito de um jeito muito mais elaborado e isso é muito perverso, pois possibilita que, quem sofre essa violência, comece a duvidar se realmente é uma violência. Muitas vezes presenciei atitudes que hoje sei que foram violentas, mas que, na hora, pareciam ser para o "meu bem". O pensamento de cuidado e de assistência sempre estão muito presentes quando o assunto é a pessoa com deficiência.

A história do movimento de pessoas com deficiência no Brasil começa a ganhar força na década de 1970, a partir daí começam a ser levantadas as bandeiras pautadas na falta de acessibilidade. Se formos parar para analisar, todos os candidatos que tentam se eleger com essa pauta batem nessa mesma tecla da acessibilidade. Isso nos mostra o quanto ainda estamos presos em lutar pelo direito de estar e pertencer aos espaços públicos. Se por um lado, internamente, o movimento PCD já debate coisas muito mais profundas, por outro, ainda estamos tendo que falar o óbvio. Sempre somos o único a estar em algum ambiente: em congressos, eventos, palestras. Sempre tem apenas uma pessoa com deficiência e esta tem que ficar falando sobre acessibilidade.

Me incomoda muito ter que dizer que a direita conservadora brasileira se apropriou desse discurso como forma de se firmar enquanto apoiadores da causa. Isso se dá, na minha visão, principalmente, pelo fato do cunho extremamente assistencialista que a direita opera. Como falei antes, "ajudar" pessoas com deficiência é uma atitude muito nobre. As pessoas compram essa ideia. Existe um outro fator muito dominante que é que, por estarmos em um ambiente muito polarizado, entre culpado e inocente, quando alguém aparece com o discurso de auxílio a PCDs se apresenta como algo novo, contribuindo, assim, para a negação da política que comentei antes. A questão é como essas pessoas irão ajudar uma causa se elas ainda possuem o pensamento de que inclusão e diversidade é um assistencialismo e não uma regra.

Por um outro lado, desde 2013, a esquerda, aqui me referindo aos que entendem esquerda como progressistas, se perdeu completamente. Ano após ano o movimento conservador foi tomando conta dos debates e ocupando espaços que antes eram progressistas, como o próprio debate da inclusão que, teoricamente, é um debate do campo progressista, historicamente ligado às esquerdas. Então eu me pergunto, como que deixamos que a direita e a extrema-direita ultraconservadora tomassem conta da nossa pauta e, pior que isso, se beneficiasse dela? Venho pensando muito nisso e debatendo com meus amigos e pensadores sobre o quão problemático é tudo isso.

Não sei se um dia chegarei a uma resposta exata, mas, como tudo que envolve política e as Ciências Sociais como um todo, não existe uma resposta de sim ou não, existem fatores, agravantes e atenuantes. Não há como ignorar que hoje, no Brasil, existe uma base neopentecostal política muito forte. A direita conservadora encontrou nessas religiões um grande aliado para impor uma agenda de costumes que não é a da maioria da população e, com isso, também a utilizou para criminalizar e desacreditar o outro campo político: os progressistas e a esquerda. Criou-se a ideia de tudo que envolve comunismo ou progressismo é criminoso – ou do capeta. Isso prejudicou e rasterizou o debate.

Além dessas situações listadas, não podemos nos esquecer que vivemos em uma estrutura capacitista. Tudo que está nela também será capacitista se não houver uma reflexão. O movimento de esquerda é composto por pessoas que possuem também um olhar capacitistas acerca de PCDs. Não é por ela ter um histórico progressista que não existirão falhas estruturais no combate ao capacitismo. Conheci este ano, pela primeira vez, um candidato de esquerda que possui uma deficiência. Sinto que esse espaço nos foi negado por muito tempo justamente pelo pensamento errôneo de que não podemos falar por nós e isso atravessa todos os campos políticos.

A situação é mais complexa do que aparenta. Existem muitas instituições e ONGs religiosas que exercem um trabalho muito importante e não podemos cair em um debate elitista de achar que a religião é apenas uma vilã. Muitas ONGs e instituições tem um programa inteiro voltado para o dia a dia de PCDs. Com tratamentos de fisioterapia, auxílio psicológico, doação de equipamentos e materiais necessários, elas atuam de forma direta e mudam a realidade diária dessas pessoas. É inegável a importância real que isso se dá na vida das pessoas. Eu já fui voluntário de algumas dessas instituições e o trabalho que se faz lá é transformador. A questão que devemos pensar é porque essas instituições religiosas estão fazendo o papel do Estado. Por que razão, estamos em um momento de desacreditamento de instituições públicas. Esse pensamento corrobora muito para a ideia de que inclusão e acessibilidade não são um direito, pois se o Estado não o oferece, tem essas instituições que as fazem por "amor e vontade". Ou seja, cria-se uma relação de dependência de PCDs para com essa assistência gratuita que não é advinda do Estado e sim de algum outro fomento. Essas muitas vezes se mantêm com o dinheiro de doações e apoio de empresas privadas e são formadas por pessoas sem deficiência que acreditam na prática assistencialista e aí, de novo, voltamos a questão: esquecemos de pensar no real motivo de porque é necessário pensar na inclusão. Conforme comentei anteriormente, a religião vem ganhando espaço seja por ausência de Estado ou alinhamento com ele.

O que quero propor aqui é um novo pensar de uma política, um não negar da política. Vivemos em um momento ruim, mas a única forma de sairmos dele é através da política. Temos que entender que a lógica de representação deve ser uma lógica de presença e participação. Não podemos achar que um voto é a nossa voz, pois só quem consegue comunicar nossos sentimentos somos nós mesmos. É necessário uma política participativa, apresentativa, pois todo tipo de representação vai pecar em algum ponto. Pessoas com deficiência na política devem exercer seus corpos como agentes do próprio tempo. São muitas deficiências e muitos tipos de pessoas. Cada sujeito precisa e quer algo diferente. É necessário somar as diferenças para, então, chegarmos em uma sociedade um pouco mais justa de condições. O movimento PCD luta para que saíamos do lugar de único, para que possamos estabelecer diálogos acerca de outros debates além da inclusão. Não podemos esquecer que, a partir do momento que, falamos apenas de inclusão, contribuímos também para a manutenção de um olhar assistencialista. Queremos falar sobre política de corpos, sobre dores, afetos. Falar sobre direitos ainda questionáveis aos nossos corpos, fazer interseccionalidades entre pautas.

Indo para o final deste segundo capítulo, proponho então que façamos a reflexão de onde habita este corpo que começa a sentir as dores de uma diferença e divergência social. Um corpo que já nasceu e agora se depara com as barreiras que se dão a partir de ser quem se é.

Vimos aqui o modo como o capitalismo vê nosso corpo, o corpo-máquina, que deve produzir. Vimos também, a não aceitação e recusa quando um corpo se compõe de "falhas". Em breve veremos como este corpo pode lidar com estas recusas. A verdade é que, atualmente, moldamos e vivemos um mundo onde não são aceitas falhas, vivemos em busca de um ideal de perfeição, seja no corpo, no trabalho ou na vida em geral. Quando aparecem essas falhas – e aqui neste recorte são as deficiências – tendemos a escondê-las e reprimi-las. Isso se aplica, quando vemos também a interpretação do inconsciente sob os desejos que perpassam nossa vida social. Ou seja, quem são os tipos de pessoas que são valorizadas enquanto força de trabalho, beleza e valor vital para este sistema. Costumo dizer que construímos, assim como na política, diferentes imagens de diferentes iguais. Vivemos em busca de nos reconhecer a partir do outro e nos esquecemos de nos reconhecer no outro. A diferença se dá, pois, na primeira forma de nossa autopercepção a partir do que o outro acha de nós; na segunda, nos conhecemos a partir da soma e do encontro. Me permito aqui a fazer uma citação de Aristóteles, o qual possuo muitas discordâncias, mas para esta em questão, acho válida. Ele diz que "[...] o tempo é a medida do movimento segundo o antes e o depois."[8]

Aqui somos levados a responsabilizar o ato de mensurar o que vem antes e depois de um tempo, ou então de um corpo. Vou adotar aqui que o tempo que ali está dito é um corpo, e a partir disso quero pensar o lugar deste.

Se muitos filósofos chamam este corpo que vem antes e depois da vida, de alma, eu consigo fazer uma analogia e dizer que pessoas com deficiência, socialmente, são vistas como seres com alma. Portanto, não estão "incluídas" neste panorama de tempo que chamamos de vida. Este recurso é válido, pois ele engloba diversas esferas sociais que nos julgam por sermos pessoas com deficiência. A família pela culpa em ter um ente com deficiência, a religião pela santidade dos nossos corpos, a política e o trabalho, por não nos considerarem aptos para exercermos nossas ideias... Tudo isto tem em comum a crença da não capacidade e consequentemente de uma não vida. Já se acreditou muito, e ainda ocorre, que nascer com uma deficiência ou adquiri-la é uma praga, já falamos disso. Mas como isto está atrelado a uma renúncia de uma alma. Gosto de pensar na alma como um carimbo para se ter direitos. O corpo com deficiência é extremamente anulado de direitos, pois também se acredita que não há um traço humano. A contrapartida é que, a partir da lógica dualista de corpo saudável *versus* corpo deficiente, a vida é também algo infinito, como se fosse uma imagem que ficamos observando. Quero aqui, fazer uma proposta, um pouco confusa, mas válida. Se colocarmos que este tempo/vida é uma imagem, logo, o tempo é uma imitação, uma repetição. Estamos

---

8 ARISTÓTELES *apud* FERREIRA, Ricardo. O espaço e o tempo, entre a ciência e a filosofia: notas para o ensino de física. VII Enpec – Encontro Nacional de Pesquisa em Educação em Ciências, Florianópolis, 8 de novembro de 2000. p. 5. Disponível em: http://fep.if.usp.br/~profis/arquivos/viienpec/VII%20ENPEC%20-%202009/www.foco.fae.ufmg.br/cd/pdfs/981.pdf. Acesso em: 1 dez. 2020.

repetindo a nossa história, os nossos modos de fazer política e de desejar corpos iguais pois estamos sempre olhando para imagens iguais. Esta analogia é perfeita, porque se dá tanto no sentido literal quanto no abstrato.

No literal se dá, pois estamos consumindo discursos e histórias, de pessoas de elite, brancas, cis, heteros e sem deficiência, logo nossa história será reproduzida a partir deles. No abstrato, pois estamos vislumbrando um discurso que, por mais que seja dito e lido como inclusivo, ele parte desses mesmos homens brancos héteros e cisgêneros sem deficiência.

O que compõe a vida, somos nós, pessoas. Transformadas em seres que se repetem e tentam uma lógica infinita de se assemelhar e se unir a partir disto. Acredito que tenha discorrido suficientemente sobre os pontos principais que circunscrevem e ainda se fazem presentes na minha história. Estamos nos encaminhando para o último capítulo do livro e nele quero focar na potência de ação que podemos fazer a partir da dor. Aqui o preconceito já é dado, já é vivido e experienciado diariamente. Agora resta a escolha ou a não oportunidade de escolhas de decidir o que fazer com essa dor. A dor é latente, isso é uma verdade. Ela se espalha por todo corpo e começa a tomar lugares que a gente sequer sabia que existiam. Neste capítulo, tentei mostrar como a dor chega, os caminhos que o preconceito percorre e como ele pode ser dado de diferentes modos, explícito, não explícito etc.

É de extrema importância, também, falar que a dor, assim como a vida, é infinita. Lutamos para o fim do capacitismo, mas não consigo acreditar que até o fim da minha vida, pelo menos, não passarei por situações de preconceito. Considero a dor como dada, tento fazer da minha vida um renuncio a tudo aquilo que tentam me impor. Se querem me ver em um papel de vítima, e querem isso com quase todas as pessoas com deficiência, tento me colocar no outro oposto. A dor que tentei passar aqui foi a do preconceito, a da anulação enquanto corpo e enquanto vida. No próximo capítulo quero adentrar nas ressignificações e nas negações dessa dor. Esse lugar que nos foi dado para sermos vistos enquanto fracos, enquanto seres que não possuem um coro e que, portanto, não possuem uma vontade. Afirmo, aqui, que a luta PCD é e sempre foi presente, apesar dessa dor. Não gosto de cair na falácia de que a dor impulsiona, gera a vida, reação. Sou mais da perspectiva de que a dor gera incômodo e este incômodo se cansa da dor. A batalha, aqui não é, portanto, apenas com quem provoca a dor, mas, também, com a dor em si. Ou seja, a batalha é, também, em destruir os motivos pelos quais somos atingidos pela dor. Não podemos esquecer que todos fomos criados em uma sociedade capacitista, os valores do fraco e do incapaz também me foram ensinados e a maior revolução que fiz foi quando deixei de ir buscar por esses ideais. Construir e ressignificar sentimentos e gestos que sempre busquei e nunca os conquistei. Hoje, luto externamente no combate ao capacitismo, e internamente, pela destruição de valores capacitistas que me fizeram acreditar.

O corpo manifesto é, então, a origem de uma possibilidade de se reconhecer a partir de si. Negar esses rótulos, e essas barreiras que sempre nos disseram que nos compunham. Mais que negar, é abdicar de uma estrutura binária de certo e errado, saudável e doente. Entrar, então, em um campo que antes nunca foi habitado. No campo mais negado para pessoas com deficiência: o do autoconhecimento. Quando falei, lá no início – e voltei a citá-la no meio – desta casa sem morador, era disso que me referia. A pessoa com deficiência que é expulsa do seu próprio corpo é invadida por rótulos que tentam dizer o que se é, agora tem a oportunidade de voltar para essa casa e se perceber não mais enquanto um intruso e, sim, um morador. Mesmo sabendo que fora desta casa sempre seremos corpos intrusos nos espaços.

O CORPO MANIFESTO

Desde criança, sempre fui ensinado a esconder a minha deficiência, sempre que ela se manifestava, eu era orientado, direta ou indiretamente, a reprimi-la. Aprendi que todo o traço que surgia a partir dela iria me colocar em desvantagem ou em situações de ridicularização. O meu processo a partir desse capítulo vai ser mostrar por quais caminhos se pode chegar a uma ressignificação destes manifestos. O corpo manifesto é, também, quando uma pessoa com deficiência começa a deixar com que sua deficiência apareça e começa a fazer dela sua característica, que também a define no mundo. A deficiência não é mais escondida e, sim, feita como uma parte integrante do corpo; um manifesto do corpo.

A palavra manifesto vai muito de encontro em quem pode se manifestar. Pessoas com deficiência têm, muitas vezes, barreira físicas, linguísticas ou espaciais para se manifestarem. Começa aí, antes do corpo manifesto, o poder se manifestar e se fazer entendido para a sociedade. Sempre escutei que um jeito ótimo de se manifestar era por meio da arte e sempre tive como muito certo de que era disto que queria viver. Quando saí do meu ensino médio, tentei vaga em uma universidade para cursar Artes Visuais. Fui impedido pois, na época, era obrigatória a feitura de uma prova de desenho técnico de observação. Que corpo então pode se manifestar?

Foram alguns anos até eu conseguir me encontrar em outro campo da arte: o Cinema. Lembro de mim pequeno vendo novelas com a minha avó, nós víamos todos os capítulos. Na manhã seguinte, minha brincadeira era encenar todo capítulo interpretando o personagem que eu mais gostava. É interessante falar isso, pois eu, ali, pequeno já me manifestava de algum modo. Mesmo com as minhas diferenças de caminha, de falar etc., eu já me colocava enquanto uma possibilidade de ser um artista. É verdade que, ao me deparar com a negação da universidade, me senti bloqueado. Sempre nos vendem que o meio da arte é muito livre, aberto e acolhedor, porém me deparei com um meio extremamente elitista e capacitista – além de vários outros recortes que não possuo lugar de fala.

ARTE É CAPACITISTA?

Quantos artistas com deficiência você conhece? Quantos filmes, músicas, peças de teatro que você viu foram feitas por PCDs? Tenho quase certeza que sei da resposta. Vai ser um, dois, no máximo três. Você pode vir a me dizer que conhece o cantor Roberto Carlos, que é uma pessoa que possui prótese na perna. Mas quantas vezes isto foi mencionado, virou algum símbolo ou tema de discussão? Aqui não estou o culpabilizando, pelo contrário, estou querendo propor uma reflexão de que se Roberto Carlos fizesse shows de bermuda como seria a repercussão de sua arte?

Assim como a sociedade é capacitista a arte também é. Ela faz parte da sociedade e, consequentemente, de uma estrutura que se nutre do capacitismo. Como falamos antes do mercado de trabalho, a arte também é uma indústria e, portanto, um mercado. O agravante aqui, é que um mercado bem menos regulado que os outros. Se já é difícil para uma pessoa com deficiência conseguir emprego nas áreas que estão sujeitas uma maior fiscalização – também em função do seu tamanho –, no meio artístico é ainda mais complicado. Primeiramente, porque estamos no Brasil, país que historicamente ignora sua cultura, além de subjugar seus artistas. Gosto muito de usar um exemplo que vivencio no meu Instagram. Faço semanalmente enquetes perguntando se as pessoas assistiram a determinados filmes. O número de pessoas que assiste aos filmes nacionais é infinitamente menor do que em relação aos filmes internacionais. Não vou entrar nessa discussão, pois sei que existem muitos outros fatores que fazem esse número ser tão baixo, como distribuição, lei de cota de tela etc.

A questão é que se já é difícil para um cidadão brasileiro valorizar a sua própria cultura, quando uma obra é feita por uma pessoa com deficiência, isso se torna ainda mais difícil. Já presenciei inúmeras situações capacitistas no mercado da arte. Como a arte é o meu trabalho, todos aqueles exemplos que de acerca do mercado de trabalho se fizeram presentes na minha vida artística também. Desde duvidarem da minha capacidade enquanto artista, até, depois de feito algum trabalho, duvidarem da minha autoria. O que se percebe é que a arte, ou pelo menos a minha bolha artística, sempre se coloca como um meio que se diz progressista e que busca a diversidade, porém tenha a consciência de que muitos tiveram em mim o primeiro contato com um artista com deficiência. Eu fiz uma pesquisa na minha área de trabalho, que é o audiovisual, em que entre 2013 a 2018 foram lançados comercialmente 846 longas-metragens e apenas dois desses foram dirigidos por PCDs. Não foram dois por ano, *foram dois em cinco anos*. Isso representa 0,1% dos filmes lançados comercialmente.

É importante falar que esses dados foram feitos a partir de pesquisa manual minha, uma vez que, pessoas com deficiência não estão incluídas na pesquisa do Observatório Brasileiro do Cinema nacional (OCA) de diversidade de gênero e raça, exemplificando e fazendo jus a invisibilidade de artistas com deficiência. Ressaltando também que falar e se preocupar com representatividade na arte é falar de empregabilidade, reconhecimento e possibilidade de uma vida digna.

Esse número fez me dar conta de que todas as porcentagens que mencionei neste livro, em nenhuma, a pessoa com deficiência chega a mais de 1% de representatividade. No mercado de trabalho, somos 0,9%, nas universidades, 0,8% e, agora, no cinema, somos 0,1%. Não custa relembrar que, conforme o último Censo do IBGE, somos aproximadamente 25% da população brasileira.[9] Enfim, a conta não fecha.

A situação na arte se deve muito pelos profissionais que avaliam essa arte também. Se temos uma população que sequer sabe o que é capacitismo, como vamos sensibilizá-los para entenderem nossas discussões através de imagens? O que me preocupa, também, é que não se pode pensar apenas em uma representação na arte sem uma mudança estrutural concreta. Digo isso pois percebo que, em muitos festivais nos quais o meu filme passa, ele segue sendo percebido enquanto um filme de superação e isso coloca, os artistas com deficiência, em uma caixa que recusamos. Costumo brincar que antes de uma pessoa ver minhas obras, ela deveria ver os meus vídeos no Instagram. Sei que pode parecer um pouco arrogante, mas eu, como artista e pessoa com deficiência, estou cansado de fazer um trabalho em um nível técnico igual ao de uma pessoa sem deficiência e ser colocado no lugar do especial e da superação.

Existe um outro fator que é como que as pessoas lidam com reivindicação de artistas com deficiência. Se mostramos estar descontentes com algum processo de inclusão, as pessoas sem deficiência se doem. Elas não compreendem o quão violento é dizer qual o lugar, qual o espaço, nós podemos estar dentro do

---

9 GARCIA, Vera. Veja os primeiros resultados do Censo 2010 sobre Pessoas com Deficiência. Deficiente Ciente, 23 nov. 2011. Disponível em: https://www.deficienteciente.com.br/veja-os-primeiros-resultados-do-censo-2010-sobre-pessoas-com-deficiencia.html. Acesso em: 1 dez. 2020.

seu evento cultural. Por eu ser, na maioria das vezes, o único artista com deficiência em algum lugar, sou taxado enquanto louco que reivindica uma coisa que aparenta não fazer sentido. Um bom exemplo disso é um Festival que participei recentemente e criaram um prêmio que não existia para premiar meu filme. Na motivação, o júri elogiou todos os aspectos técnicos e de conteúdo do filme, mas não se dignou a dar nenhum prêmio principal ou técnico para ele. Além da questão financeira, que seria dar dinheiro e incentivar um artista com deficiência a produzir mais, o júri, formado apenas por pessoas sem deficiência, "me inclui" em um lugar que eles acharam. Inclusive o nome do prêmio dado era "prêmio especial".

A questão aqui é, eu sequer ousei falar sobre isso pois seria visto enquanto recalcado, enquanto louco. Porém, tenho certeza de que todos que presenciaram aquilo sentiram algo de estranho. É interessante, também, que este fato coincidiu com o decreto do presidente que tira a obrigação das escolas regulares de incluírem as pessoas com deficiência, estimulando a criação de escolas/lugares especiais para nós. Perceba, o mecanismo é o mesmo: criação de uma categoria ou lugar especial para incluir pessoas com deficiência e, óbvio, que esse lugar que deixam a gente estar é sempre dito por pessoas sem deficiência.

CRIPFACE, A NÃO REPRESENTAÇÃO DE SI

Como falei anteriormente, existe uma enorme dificuldade de possibilitar que pessoas com deficiência possam falar e se manifestar por si. No mundo das atuações isso não é diferente. Sempre que via as novelas com a minha vó, poucos eram os personagens que possuíam alguma deficiência e, quando isso acontecia, esses personagens não eram interpretados por pessoas com deficiência. A representatividade é, também, uma afirmação de uma possibilidade, ou seja, eu, por muito tempo, deixei de lado a vontade de ser ator pois não acreditava ser possível. Muitas vezes, a gente não entende o que é representatividade, mas ela é um modo de fazer com que crianças, principalmente, se percebam enquanto seres potentes para terem a liberdade de querer ser determinada coisa. O termo que se utiliza quando uma pessoa sem deficiência interpreta um personagem com deficiência é *cripface*.

Cripface é um termo ainda não muito conhecido no Brasil. Hoje em dia, a diversidade está ganhando muito as telas de séries e de filmes. Histórias que antes eram jogadas à margem, hoje estão começando a ser contadas. Sempre houve filmes que – ainda que errado – abordaram a temática PCD. E essas pessoas nunca eram e interpretados por PCDs. Isso ainda não mudou quase nada. Como no capitalismo todas as ideias viram mercado, se nossas histórias são rentáveis, por que não nos chamam para protagonizá-las? É muito difícil falar sobre atuação de pessoas com deficiência, pois perpassa, também, uma mudança sobre o que se espera de uma performance de um ator/atriz. Não tem como esconder nossas deficiências, portanto, teremos que criar uma realidade que ver um ator com deficiência não seja motivo para chamar mais atenção do que o enredo do personagem. Ou seja, se este artista tiver, e vai ter, alguma diferença corpórea ou gestual, isto será também do personagem, mas não o definirá como algo. O que quero dizer é, um ator com deficiência pode interpretar um personagem cujo tema não seja apenas a sua deficiência.

Existe uma questão visual muito forte que é o impacto que uma deficiência causa, já escutei de algumas e não muitas pessoas que eu não poderia interpretar qualquer personagem pois, por causa do modo como eu falo, iria limitar muito o personagem. Falar sobre *cripface* é, também, reeducar um público ao modo como vê corpos com deficiência. O meu corpo é capaz de demonstrar todos os sentimentos que eu quero, mas sempre terá o marcador da deficiência. O preconceito, então, é não querer ver essa deficiência e, muito mais que isso, é uma preguiça intelectual e de sensibilidade de não querer ler outras formas de atuação.

Não gosto muito de fazer comparações, mas como possuo o outro recorte, eu me sinto mais à vontade. O caso de um ator hétero interpretar um personagem gay. Muito se discute sobre isso. Existe um fator que é inegável de que atores e atrizes estão aptos para interpretar todos os arquétipos possíveis dentro de uma história. O cerne da questão é mais político, é oportunizar, os artistas gays que sofreram e sofrem um apagamento dentro da cultura, um emprego. No caso de pessoas com deficiência, funciona da mesma forma. Sabemos que um ator sem deficiência pode interpretar um personagem com deficiência, mas, politicamente, é muito mais correto chamar alguém que vive uma deficiência. Não vou entrar no debate moral sobre a atuação ser um fingimento ou não de uma realidade, mas, sim, na violência que é ver alguém retratando a sua realidade de uma forma genérica.

ALÉM DE DEFICIENTE, GAY?

Já falamos aqui que existem muitos recortes que envolvem pessoas com deficiência. O meu recorte envolve, também, a minha sexualidade. Ser um homem com deficiência e gay me faz estar, muitas vezes, em um lugar de invalidação por parte de ser quem sou. Muitas pessoas me questionam por qual desses recortes eu sofro mais. Não saberia responder a essa pergunta de uma forma exata, pois existem pessoas homofóbicas dentro do meio PCD e pessoas capacitistas dentro do meio LGBTQIA+. Acredito, porém, que o recorte LGBTQIA+ me trouxe um sofrimento um pouco maior, pois eu acreditava que nele eu seria aceito. Infelizmente o que se encontra é um meio que prioriza debates GGG,[10] ou seja, de homens gays cisgêneros, brancos, sem deficiência e de classe rica que buscam reivindicações elitistas. Ouvi, também, muitas vezes, a frase: "Além de deficiente, é gay", atrelando o fato de ambas serem consideradas "um fardo". A deficiência entra como um

---

10 Quando o movimento LGBT é protagonizado apenas por homens gays.

fardo por razões que já explicamos, e a homossexualidade, por ter um rompimento moral e a crença de ser uma escolha.

Enfrentei um preconceito duplo por reivindicar quem eu sou, como já disse antes, pessoas com deficiência não são percebidas enquanto seres sexuais. Ser um homem gay e com deficiência é estar à prova de uma sociedade e de um grupo que tentam me encaixar a todo momento num ideal. O que une a sociedade como um todo e o grupo LGBTQIA+ é que ambos ainda tentam encaixar um corpo com deficiência em uma normatividade. No meio gay, e aqui falo de homem cis gays, existe um forte apelo ao corpo, um culto a estética do forte e da virilidade. Me questionei por muito tempo se poderia de fato me considerar um homem, pois percebia que meu corpo não atribuía tudo que se esperava dessa categoria. Quando eu ia às festas, percebia que os que ficavam comigo me colocavam em um papel pouco sexual. Por isso, até hoje, não gosto quando as pessoas me chamam de "fofo", pois isso me foi atribuído enquanto um adjetivo quase que como para explicar o motivo pelo qual ficavam comigo. Davam a entender que não era pelo interesse na minha estética, já que essa era impossível de se sentir atração, mas, sim, pelo meu jeito "fofo" de ser.

É engraçado o quanto isso se mistura com a infantilização – que já falamos anteriormente – e o quanto o sentimento, às vezes, vêm como uma obrigação para quem fica com uma PCD. Como se alguém só pudesse se sentir atraído porque há um sentimento, como se nossos corpos não fossem dignos de desejo ou tesão. Eu sempre neguei este lugar do sentimentalismo, seja por uma autodefesa, ou não, sempre me colocava muito como uma pessoa sexual e faço questão até hoje de pontuar isso. Aqui quero fazer uma reflexão, que pincelei no capítulo anterior, sobre os sujeitos que abrem mão de ter um relacionamento que é pautado no sentimento e que, por consequência, tem um reconhecimento social.

Há uma crença muito forte dentro do meio LGBTQIA+ que pessoas com deficiência buscam alguém para serem amadas, e que essas pessoas não têm o direito de recusar este estilo de relação monogâmica e romântica que nos fizeram acreditar. Como já falei anteriormente, é importante lutarmos para que PCDs tenham direito à uma vida padrão, pois isso também nos é negado. Mas gosto de pensar o quanto esse sofrimento até chegarmos a um ideal não é, também, uma coisa imposta. A ideia de um gay com deficiência, por exemplo, sofrer muito até encontrar alguém que o ama é naturalizada, pois é normalizado o sofrimento da pessoa com deficiência. Por mais que as pessoas fiquem chocadas com os relatos de violência que vivi, sempre há um ar de pensamento positivo, como se o sofrer tivesse me levado ao lugar que estou hoje.

Casais homoafetivos são aceitos socialmente hoje se mantiverem o que se espera de uma família heterossexual. O que acontece com um LGBTQIA+ que nega essas estruturas? No meu caso, muitas vezes, sou contestado se vou ter ou não uma família, se terei condição de cuidar de um filho. Muito antes disso, sequer me perguntam se eu quero ter uma família, porém, as pessoas tentam me aceitar me impondo a condição de ter uma família. Ou seja, o que acontece é uma tentativa de repetição heteronormativa em cima de membros da comunidade LGBTQIA+. É muito profundo falar sobre liberdade sexual em uma pessoa com deficiência, pois se as pessoas ainda têm dificuldade de acreditar que uma pessoa vai querer ficar comigo, quem dirá várias.

A marginalidade dessa comunidade levou a criação de uma cultura dissidente, ou seja, de valores, hábitos e costumes próprios. Hoje, tentam apagar isso e incorporar uma realidade homossexual dentro de uma normalidade hetero. Os poucos personagens LGBTQIA+ que aparecem em novelas, por exemplo, são personagens que ou estão sozinhos ou que formam uma família. O que se mostra deles é sempre um estilo de vida extremamente dentro de uma norma. Pergunto a vocês, quem pode sentir orgulho de ser LGBTQIA+? No meu recorte, quais gays podem se orgulhar de ser o que são. A verdade é que um gay com deficiência, muitas vezes, nem é visto como um gay, pois ele não é visto como uma possibilidade de desejo. Isso também vale para as outras vivências dentro da sigla.

O que devemos pensar é em condições para que a diversidade desse meio seja realmente diversa em que paremos de tentar nos encaixar em uma realidade heteronormativa que nos é imposta. Que paremos de tentar encontrar a felicidade em um modo de vida que não precisamos seguir necessariamente. Que corpos sejam percebidos enquanto potência, e aqui falo de todos os corpos. Que os parâmetros de força, capacidade e virilidade consigam se transformar em questões mais subjetivas do que visuais. Não precisamos buscar um modelo hétero, forte *versus* um modelo feminino fraco em todas as nossas relações, até porque o perigo disso para corpos com deficiência é sempre ocupar, independente do gênero, o lugar do mais fraco.

SOLIDÃO DA PESSOA COM DEFICIÊNCIA

Diante de tudo que falamos neste livro, chegamos, então, na real situação que pessoas com deficiência se encontram. Sem querer soar maniqueísta, pois há potencialidades dentro dessa regra, mas as pessoas com deficiência são postas à margem de um viver social. Se somos tirados o traço humano, a autonomia, a oportunidade de socialização em escolas, festas e ambientes culturais, onde vamos conseguir não nos sentir sós? É muito importante falar que todos os pontos abordados no livro, têm um impacto direto na psique das pessoas com deficiência. Somos privados da vida, sem um mercado de trabalho, sem uma educação, sem a possibilidade da sexualização etc. Isso tudo nos tira uma rede de afetos, o pior disso é que começamos acreditar que não somos merecedores de afeto. A solidão da PCD está aí, entre o medo de sair na rua por falta de acessibilidade, ou por olhares estranhos, e entre o medo de ficar em casa para sempre.

A nossa solidão é uma tradução, também, de que não somos pertencentes de nada, os nossos corpos nunca são vistos enquanto possibilidades. Os nossos afetos são negados a todo instante. Cria-se, então, o sentimento de isolamento. Com seus devidos recortes, as pessoas com deficiência que tem o privilégio de poder sair de casa muitas vezes não o fazem por saber que não são bem-vindas em diversos lugares. O não pertencimento atua, também, como uma manutenção do pensamento capacitista.

Falei um pouco sobre a questão das mídias, mas aqui desejo fazer uma reflexão acerca dessa solidão que é retratada. Em roteiros de filmes, de séries etc., os personagens com deficiências quase sempre adquirem uma deficiência e, a partir disso, a vida delas fica em torno da deficiência, ou seja, as pessoas não se relacionam mais com o indivíduo e, sim, com o diagnóstico. A rotina de cuidado, as superproteções, tudo isso fazem parte de uma relação com a deficiência. A gente começa a se sentir só, pois ninguém mais nos pergunta o que gostamos. As perguntas que começamos a escutar é se precisamos de ajuda, se tomamos algum remédio, se estamos cansados ou com algum desgaste físico etc. Nunca são perguntas voltadas ao nosso psicológico e ao nosso bem-estar. Nos colocam em um lugar só, como se ter uma deficiência fosse a negação de uma identidade.

Sobre afetos, gosto muito de dar o exemplo da questão da escola inclusiva. A escola, como já falei antes, é, muitas vezes, o primeiro meio de socialização das crianças. Uma criança com deficiência que é negada de ir à escola, é negada de um primeiro contato com a sociedade. Isso leva com que essa criança não tenha afeto e troca com outras da sua idade. Começa, desde a infância, a desenvolver a solidão e a aceitação desse lugar desamparado que a sociedade nos coloca. Gosto de frisar que, mesmo uma criança que tenha o acesso à educação, pode se sentir só. Já dei esse exemplo anteriormente quando eu não escrevia e ficava observando os meus colegas escreverem. Este momento é um momento de solidão. Eu me sentia só por me sentir único.

Desde criança, também, somos ensinados que estarmos sozinhos é algo normal. Apesar do preconceito e da rejeição explícita serem condenados pela maior parte da sociedade, as consequências disso não são. Se por um lado alguém repreende um ato evidentemente capacitista de segregar uma criança, por exemplo, essa mesma pessoa não costuma condenar a solidão de quem sofreu o ato. O que quero evidenciar aqui é que as pessoas arranjam desculpas para explicar a nossa solidão. Começam a afirmar que é nosso jeito sermos mais calados, mais tímidos, não nos posicionarmos tanto nos lugares. Porém se esquecem que a origem "desse nosso jeito" está nas atitudes das próprias pessoas. A sociedade elogia e valoriza tudo que vem de um corpo sem deficiência, nos colocam em uma caixa de estranhamentos. Todos os lugares em que estamos, nos fazem sentir como se fôssemos únicos ou diferentes. E este lugar do único é, também, o lugar da solidão.

Os comentários sobre corpos e sobre o que é belo nunca nos relacionam. Tudo que é considerado bonito vem de um corpo sem deficiência. Por isso que falar de acessibilidade é falar de afeto, de oportunizar uma dignidade humana, humanizar um corpo que é visto apenas como algo deficiente. O mundo em que vivemos não é pensado para pessoas com deficiência. Ele é projetado para promover a nossa solidão, sem termos direitos a frequentar lugares e, consequentemente, sermos afetados e afetarmos uma vida social.

Há um tempo ocorreu, na internet, um debate cuja pergunta era: "Você namoraria uma pessoa com deficiência?" Essa pergunta só exemplifica a solidão e relação que se tem pelos nossos corpos, a ilusão de que estamos sempre esperando o aval, a aprovação de pessoas sem deficiência, e automaticamente nos forçando a aceitar migalhas de afeto. Este episódio também demonstra o quando as pessoas se sentem no direito de pleitearem as nossas liberdades. Nos colocam em uma espécie de zoológico e ficam nos observando e comentando se iriam ou não nos namorar ou ter algum relacionamento conosco. A gente não quer que nossas diferenças sejam apagadas só não queremos que elas se tornem uma desculpa para normalizar preconceito. Em resposta a essa pergunta surgiu na internet uma outra: "Você namoraria um capacitista?" Acho muito legal e positivo acabar a reflexão desse tema com essa pergunta, pois ela tira a pessoa com deficiência do lugar de questionada e nos coloca no lugar de questionador. Algo muito semelhante ao que faço no meu curta *O que pode um corpo?* essa pergunta não é para mim, e, sim, eu que a estou fazendo para os outros. Eu saí do papel de questionado para ser o questionador. Essa virada de imaginário social é muito positiva, pois pessoas com deficiência estão criando um poder muito maior sobre seus corpos e estão reivindicando espaços e sentimentos que antes diziam não nos pertencer.

O CORPO QUE VIVE UMA ILUSÃO DO FIM

Chegamos então ao fim do livro e, como uma série de livros que gosto muito, acho válido o chamarmos de fim. Fim porque se encerra uma breve história, ou nesse caso, uma breve explicação acerca de um tema. Porém, não é um fim exato e nem espero que seja. Escrevi este livro para que possamos criar novos inícios, novas histórias e novas possibilidades. Sempre tive e ainda tenho muito medo de finais, principalmente no que tece a vida. Tenho medo de não saber se meu corpo físico vai me acompanhar até o fim, medo de não conseguir entender até o fim do meu tempo na vida, o que de fato é o fim. Ser uma pessoa com deficiência é estar sempre em uma guerra imposta com o tempo. Tentar dobrá-lo e às vezes tentar pará-lo para que suas forças físicas não mais façam modificações nos nossos corpos. As pessoas têm medo da ação do tempo, pelo medo da velhice, eu tenho medo da ação do tempo, pelo medo da vida. Foi me ensinado temer estar vivo, pois estar num corpo com deficiência é, estar a todo o momento tendo que provar não se estar morto.

Estar num corpo com deficiência é enfrentar situações que te dizem não ser bem-vindo em determinados espaços. Acreditar nas potências do meu corpo, negar os não afetos que tentam me impor e os limites e crenças que tentam fazer de um corpo que "nada produz". Tentei mostrar aqui, neste livro, uma breve contextualização da minha visão e recorte acerca do capacitismo. O modo como opera essa opressão que por muito tempo me foi negada o nome. Dar nome aos processos, aos sentimentos, as coisas, as opressões, nos faz humanos. Nomeamos coisas para conseguir nos expressar e nos organizar enquanto vida humana. O problema foi que criamos um alfabeto de palavras e conceitos que excluem e divergem de muitas realidades. Pautamos a normalidade como regra e massacramos os que, por escolha ou não, não são "normais". Temos medo. Medo do diferente, medo do fim da vida, medo do fim de um livro.

Estamos vivendo um momento confuso que novas subjetividades estão começando a emergir de lugares onde ficavam escondidas e, em contrapartida, também vivemos uma tentativa de apagamento dessas subjetividades. O que fica, portanto, é a certeza de que esses corpos dissidentes que foram e ainda são historicamente negados a vida, irão continuar lutando para ocupar lugares e afetos que antes eram negados. Tento todos os dias me motivar, pois sei que o pessimismo é um sentimento conservador que nos acomoda na exclusão. Estamos nos reinventando, criando novos corpos, novas formas de ler corpos e sujeitos. Os corpos com deficiência são corpos sem forma, quando somos projetados, nossas formas são jogadas fora. Esse não cuidado pela nossa existência, ou o cuidado excessivo, que também não é uma forma que queremos, nos coloca em uma posição de espera. Somos ensinados a esperar piedade, compaixão e ajuda. Não há preparo para vivermos neste mundo. Um mundo que não foi feito para nós. Mora aí, nesta não formatação, a verdadeira ruptura estrutural: somos seres novos. Seres que ninguém sabe o que esperar. Corpos que margeiam entre um novo formato, que estão se formando e reformando a partir de outros corpos que se identificam entre si.

Estamos, mesmo que sem incentivo, e não quero romantizar isto, produzindo conhecimento, arte e vida para nós. Estamos formando um novo alfabeto de palavras, significados e possibilidades que cabem nossos corpos. Lutamos para que a diversidade de corpos não seja mais vista como um favor e sim como uma regra. Que nossas existências sejam validadas por ser quem se é e não tenhamos que nos submeter a violências físicas e psicológicas para ficarmos mais próximos ao que se considera normal.

Por último, quero dizer que acredito que uma revolução estrutural de pensamento parta de corpos dissidentes, e mais que isso, de corpos que ousam ruir com a estrutura bípede, normativa e funcional de corpo. Nossos corpos estão na vida, somos potências de viver e de agir. Se por um lado somos negados ao corpo, por outro, mantemos o bem estar dos que acreditam ter um corpo perfeito. Está aí a grande questão: vamos negar a comparação, fazer com que as pessoas se perguntem o que são. Jogar para estes corpos bípedes, a inquietação e o incômodo de ter que responder o que eles podem ou não fazer. Não faz mais sentido ocuparmos o lugar da dúvida, este, sempre foi nos dado e estimulado. Agora, estamos e vamos ainda mais ocupar o lugar de questionar e de sermos protagonistas de nós mesmos, de nossas vidas e de nossas histórias.

Quero propor, então, um pensamento de conscientização. Depois que falei sobre algumas questões capacitistas, espero que você tenha tomado consciência do que é uma estrutura capacitistas. A partir disso, reconheça os privilégios de não se ter uma deficiência em um mundo que, historicamente, segrega pessoas por isso. Muitas pessoas me questionam o que fazer para serem anticapacitistas, para serem aliadas da luta. Acredito que desconstruir uma imagem de capacidade por mérito e força seja um bom caminho. Além disso, buscar leituras, pessoas, artistas e pensadores que estejam produzindo obras através de suas vivências enquanto pessoas com deficiência. Se posicionar diante de episódios capacitistas e se colocar sempre em favor de nós quando estivermos em posição de vítimas, mas, principalmente, ceder seus lugares de privilégio e conseguir no reconhecer em lugares de potência.

É muito fácil realizarmos a manutenção da imagem do corpo fraco, da vítima, do corpo que não pode. A revolução se dá quando nossos corpos começam a ocupar e ser reconhecidos não mais pela figura da incapacidade, mas, sim, da figura que subverte todos os símbolos que nos foram criados. O papel de pessoas sem deficiência nesse processo se dá em apoiar e ser uma rede de afeto que nutre os nossos desejos e ambições, mas que nunca toma o nosso lugar de protagonismo. Ser anticapacitista, então, é entender que não há motivo para acreditar que um corpo com deficiência não pode ter uma vida tão reconhecida e justificada de uma forma autônoma como a si próprio.

O CORPO CASA QUE RECEBE UM MORADOR VIAJANTE

VICTOR DI MARCO

A casa agora está pronta para uma invasão. Os que habitaram nela por muito tempo, os invasores que expulsaram o morador e o fizeram acreditar ser um intruso, fizeram da casa um palco de comédias trágicas. Pintaram nas paredes verdades criadas sob um ponto de vista único. Essas pessoas não querem, obviamente, que o morador volte a habitar a casa, mesmo porque, elas acreditam que a casa não é do morador. Habitei durante muito tempo uma casa que não me deixavam entrar. Eu era intruso dentro do meu próprio corpo. Fiquei na rua, viajando e procurando outros desabrigados para chamar de meus. Encontrei iguais e começamos a criar uma rebelião. Algo que não se sabe o início e tampouco o fim. Estamos aos poucos voltando a habitar nossas casas, nossos corpos. Voltando a se reconhecer e pintar novos quadros por cima das memórias tristes que nos fizeram passar. Lembro-me todos os dias que terei que dar eternamente mãos e mais mãos de tinta para tirar das paredes da memória uma imagem que fizeram de mim.

É engraçado pois, nas primeiras horas que voltei a habitar essa casa, eu acreditei em tudo que estava escrito nela. Acreditei por muito tempo ser realmente um intruso. Ouso dizer que agora estou conseguindo me imaginar como dono da minha casa, desta invenção que chamam de corpo. Como dono, ainda estou me acostumando a ter meu espaço, e ter consciência de que existem muitos momentos que ainda caio na crença de que isto não me pertence ou de que tudo que me fizeram acreditar ainda seja verdade. Não gosto da ideia de permanência, agora que consegui me fixar nessa nova casa que sempre esteve aqui, gosto de viajar e encontrar outras casas com outros significados. De me entender a partir dos outros que eu julgo serem bons ou não para mim. Aprendi a falar não e a criar o costume de sempre manter a porta fechada, pois, talvez, essa seja uma condição infinita: sempre ter de me proteger de quem tenta invadir o meu corpo e fazer acreditar que o invasor dele sou eu.

INDICAÇÕES DE LEITURA

AÇÃO SOCIAL PARA IGUALDADE DAS DIFERENÇAS. Conheça o cenário da inclusão de PcD no Brasil. 29 jan. 2019. Disponível em: https://asidbrasil.org.br/br/conheca-o-cenario-da-inclusao-de-pcd-no-brasil/. Acesso em: 1 dez. 2020.

AGÊNCIA SENADO. Lei de cotas para pessoas com deficiência em universidades federais já está em vigor. 5 jan. 2017. Disponível em: https://www12.senado.leg.br/noticias/materias/2017/01/05/lei-de-cotas-para-pessoas-com-deficiencia-em-universidades-federais-ja-esta-em-vigor. Acesso em: 1 dez. 2020.

CARMO, Carlos Eduardo Oliveira do. Desnudando um corpo perturbador: a "bipedia compulsória" e o fetiche pela deficiência na Dança. *Tabuleiro de Letras*, v. 13, n. 2, p. 75-89, 2019. Disponível em: https://www.revistas.uneb.br/index.php/tabuleirodeletras/article/view/7422. Acesso em: 19 jan. 2021.

BRASIL. LEI Nº 8.213, DE 24 DE JULHO DE 1991. Disponível em: http://www.planalto.gov.br/ccivil_03/leis/l8213cons.htm. Acesso em: 1 dez. 2020.

BRASIL. LEI Nº 13.146, DE 6 DE JULHO DE 2015. Disponível em: http://www.planalto.gov.br/ccivil_03/_ato2015-2018/2015/lei/l13146.htm. Acesso em: 1 dez. 2020.

ENSINO SUPERIOR. Matrículas de alunos com deficiência representam menos de 0,5% do total. 24 jan. 2018. Disponível em: https://revistaensinosuperior.com.br/matriculas-de-alunos-com-deficiencia-representam-menos-de-05-do-total/. Acesso em: 1 dez. 2020.

FERREIRA, Ricardo Alves *et al*. O espaço e o tempo, entre a ciência e a filosofia: notas para o ensino de física. VII Enpec – Encontro

Nacional de Pesquisa em Educação em Ciências, Florianópolis, 8 de novembro de 2000. Disponível em: http://fep.if.usp.br/~profis/arquivos/viienpec/VII%20ENPEC%20-%202009/www.foco.fae.ufmg.br/cd/pdfs/981.pdf. Acesso em: 1 dez. 2020.

INSTITUTO NACIONAL DE ESTUDOS E PESQUISAS EDUCACIONAIS ANÍSIO TEIXEIRA. Notas Estatísticas do Censo da Educação Superior de 2016. Disponível em: http://download.inep.gov.br/educacao_superior/censo_superior/documentos/2016/notas_sobre_o_censo_da_educacao_superior_2016.pdf. Acesso em: 1 dez. 2020.

LIMA, Adriana (Coord.). Utilização dos mecanismos de fomento geridos pela ANCINE nos filmes brasileiros lançados em salas de exibição (2013-2018). Disponível em: https://oca.ancine.gov.br/sites/default/files/repositorio/pdf/relatorio_de_fomento_2013-2018.pdf. Acesso em: 1 dez. 2020.

MINISTÉRIO DA SAÚDE. Censo Demográfico de 2020 e o mapeamento das pessoas com deficiência no Brasil. 8 maio 2019. Disponível em: https://www2.camara.leg.br/atividade-legislativa/comissoes/comissoes-permanentes/cpd/documentos/cinthia-ministerio-da-saude. Acesso em: 1 dez. 2020.

YOUTUBE. Carta aos bípedes #2 - com LIBRAS. Canal do Edu O, 1 jul. 2020. Disponível em: https://www.youtube.com/watch?v=tpLn3Vr2HHk&feature=youtu.be. Acesso em: 19 jan. 2021.

VIMEO. CORPO INTRUSO - ESTELA LAPPONI. Disponível em: https://vimeo.com/501052966. Acesso em: 19 jan. 2021.

VIMEO. "Saudação aos antepassados DEFS" de Estela Lapponi. Disponível em: https://vimeo.com/501068064. Acesso em: 19 jan. 2021.

- editoraletramento
- editoraletramento
- grupoletramento
- editoraletramento.com.br
- company/grupoeditorialletramento
- contato@editoraletramento.com.br

- casadodireito.com
- casadodireitoed
- casadodireito

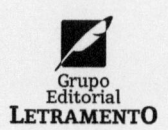

Grupo Editorial
LETRAMENTO